# A MELHOR IDADE
# DA MULHER

Manual prático para viver com saúde
os melhores anos da vida

# Dr. JOSÉ BENTO
Médico ginecologista e obstetra

# A MELHOR IDADE DA MULHER

Manual prático para viver com saúde
os melhores anos da vida

Copyright © 2016 Dr. José Bento

Todos os direitos reservados. Nenhuma parte desta edição pode ser utilizada ou reproduzida – em qualquer meio ou forma, seja mecânico ou eletrônico –, nem apropriada ou estocada em sistema de banco de dados sem a expressa autorização da editora.

*O texto deste livro foi fixado conforme o acordo ortográfico vigente no Brasil desde 1º de janeiro de 2009.*

Este livro é uma obra de consulta e esclarecimento. Os dados apresentados possuem caráter meramente informativo e têm o objetivo de complementar – e não substituir – tratamentos ou cuidados médicos.

REDAÇÃO: Valentina Nunes
REVISÃO: Cacilda Guerra
CAPA E PROJETO GRÁFICO: Cesar Godoy e Rodrigo Frazão
FOTOGRAFIA DE CAPA: Rinaldo de Oliveira
ILUSTRAÇÕES: Snapgalleria (p. 14), Tefi (p. 38), Media Guru (p. 74) / ShutterStock.com
IMPRESSÃO E ACABAMENTO: Bartira Gráfica

1ª edição, 2016

Dados Internacionais de Catalogação na Publicação (CIP)
(Câmara Brasileira do Livro, SP, Brasil)

Bento, José
    A melhor idade da mulher : manual prático para viver com saúde os melhores anos da vida / José Bento. -- 2. ed. -- São Paulo : Alaúde Editorial, 2016.

    Bibliografia
    ISBN 978-85-7881-344-4

    1. Medicina - Prática 2. Menopausa - Diagnóstico 3. Menopausa - Tratamento 4. Menopausa - Obras de divulgação I. Título.

16-00329                                                           CDD-618.175

Índices para catálogo sistemático:
1. Menopausa : Ginecologia : Medicina 618.175

2016
Alaúde Editorial Ltda.
Avenida Paulista, 1337, conjunto 11
São Paulo, SP, 01311-200
Tel.: (11) 5572-9474
www.alaude.com.br

# Sumário

Apresentação ............................................................................ 7

Introdução ............................................................................. 11

**Capítulo 1** Um corpo de mudanças ..................................... 13
    Os ciclos menstruais ................................................. 16
    Uma rotina de quarenta anos .................................. 18

**Capítulo 2** A menopausa ...................................................... 21
    Os sintomas do climatério ....................................... 22

**Capítulo 3** Cuidados com a saúde ....................................... 43
    O corpo da mulher e a maturidade ......................... 44
    Consultas e exames em dia ....................................... 49
    A sexualidade no climatério ..................................... 58
    Como prevenir as DSTs ............................................. 62
    Para uma beleza madura e equilibrada .................. 63

**Capítulo 4** Cuidados com a alimentação ............................ 69
    Como calcular o IMC ................................................ 72

| | | |
|---|---|---|
| | A dieta ideal e a pirâmide alimentar | 73 |
| | Tipos de alimentos | 75 |
| | Alimentação na melhor idade | 85 |
| | Propriedades da soja | 89 |
| Capítulo 5 | Exercícios para o corpo e a mente | 91 |
| | Exercícios para o corpo | 91 |
| | Exercícios para a mente | 99 |
| Capítulo 6 | A terapia de reposição hormonal | 105 |
| | Um pouco da história da TRH | 106 |
| | Como funciona a TRH atualmente | 111 |
| | Contraindicações da TRH | 114 |

Últimas palavras ................................................................ 117

# Apresentação

Começo esta conversa explicando por que escolhi a expressão "melhor idade" para o título deste livro, já que o termo causa certa confusão.

Considero a menopausa como o ponto de partida para a "melhor idade" feminina, porque ela realmente dá início a um novo ciclo em sua vida, uma fase na qual a mulher atinge a plena maturidade e que é cada vez mais longa. Para falar desse período na vida da mulher, optei por uma abordagem mais qualitativa do que quantitativa. Minha intenção é ampliar a compreensão dessa fase, que muita gente restringe chamando de "terceira idade", o que os obriga a falar até em uma "quarta idade". Ao contrário do que abarcam essas denominações, "a melhor idade da mulher" abrange um período de vida muito maior. Façamos as contas.

Por uma convenção da Organização Mundial de Saúde (OMS) adotada por vários países, inclusive o Brasil, a "terceira idade" começa aos 60 anos nos países em desenvolvimento e aos 65 anos nos países desenvolvidos, coincidindo com a aposentadoria. Já a "melhor idade", que tem início a partir da menopausa, pode começar até 20 anos antes, pois não é raro que muitas mulheres deixem de menstruar aos 45 anos, embora o mais comum seja que ela ocorra no intervalo entre os 50 e os 55 anos.

Outro fator que faz o período da "melhor idade" ficar ainda mais extenso está na longevidade da população em geral, incluindo a brasileira, algo que vem sendo observado nas últimas décadas como resultando dos avanços médicos, sanitários e sociais, entre outros fatores. Assim, se considerarmos que a expectativa de vida no Brasil está crescendo, com a longevidade feminina atingindo a média de quase 80 anos, embora muitas mulheres vivam ainda mais anos, percebe-se com isso que esse período pode chegar a compreender até quatro décadas da vida da mulher.

É por isso que gosto de começar a conversa sobre a maturidade feminina com uma pergunta-chave: já imaginou como pode ser pesado passar esse tempo todo só pensando nos aspectos negativos, ao invés de se descobrir os pontos positivos da nova fase? De três a quatro décadas de queixas: decididamente isso não parece confortável e produtivo.

É claro que não se pode negar que a menopausa não traga incômodos, já que ela altera todo um ciclo com o qual a mulher já havia se acostumado desde a puberdade. Admito também que ela se faz acompanhar de uma série de transformações físicas e mentais, às quais se somam aos fatores naturais do envelhecimento comum a homens e mulheres.

Por outro lado, em vez de tratar da maturidade feminina como um acúmulo de anos ou um sequenciamento de idades, a intenção deste livro é ressaltar o que esse período pode trazer de bom para a vida da mulher. Em outras palavras, a proposta é mostrar como as mudanças que ocorrem no organismo feminino a partir da menopausa podem ser encaradas de forma positiva. Antes de pensar só em rugas, diminuição da vitalidade e do desejo sexual, perda de memória, riscos de doenças etc., vamos falar aqui também de prevenção, cuidados para a boa saúde e o bem-estar, tudo para a mulher chegar a essa fase com mais sabedoria e qualidade de vida. Esta é a proposta deste livro.

# Apresentação

Os assuntos a serem abordados aqui começam, obviamente, com a menopausa. Antes vamos lembrar como se dá o ciclo menstrual para entender o fim dele na vida das mulheres. Vamos falar sobre os principais sintomas da menopausa, enfocando especialmente os fogachos, a perda de memória e a osteoporose – na mulher, o enfraquecimento da massa óssea é mais intenso do que nos homens, pois se intensifica com a interrupção na produção do hormônio feminino estrogênio, fato que tem a ver como fim da vida fértil e a instalação da menopausa.

Outras consequências do envelhecimento – e que não são uma exclusividade feminina –, como a incontinência urinária, os problemas cardiovasculares e o aumento de probabilidade de desenvolver doenças como câncer, entre outras, também são lembradas aqui, mas sempre do ponto de vista da saúde da mulher. Para isso, falarei de riscos e incidências mais comuns de determinadas doenças, dos exames necessários e de outros cuidados para evitá-las, incluindo as dietas mais saudáveis. Essas são informações que podem ser encontradas nos capítulos "Cuidados com a saúde" e "Cuidados com a alimentação".

Este livro também apresenta uma série de exercícios – para o corpo e para a mente – que são extremamente úteis nessa fase. Outros assuntos que até algum tempo atrás eram pouco e nem sequer discutidos no enfoque da maturidade, como a sexualidade na pós-menopausa e os cuidados com as DSTs, as doenças sexualmente transmissíveis, também são aqui abordados.

Para concluir, há todo um capítulo dedicado à terapia de reposição hormonal, que costuma levantar muitas dúvidas entre as mulheres que estão entrando na menopausa. Prós e contras são apresentados com o propósito de esclarecer quando, como e quem pode ou não se submeter a essa terapia que, se tiver o aval médico, pode melhorar significativamente a qualidade de vida de muitas mulheres.

É como sempre digo: estar bem informada é o primeiro passo para viver bem qualquer etapa da vida. Neste livro, trago minha contribuição como médico para que o maior número de mulheres possa fazer jus ao nome dessa fase e realmente viver a maturidade como sua "melhor idade".

# Introdução

## A nova mulher e a sua "melhor idade"

Durante muito tempo, a menopausa, que deveria ser a inauguração de uma nova fase na vida da mulher, acabava sendo vista como uma espécie de condenação: com o fim de seu ciclo reprodutivo, era como se ela tivesse cumprido seu papel e só lhe restasse envelhecer, perder o viço, administrar doenças, cuidar dos netos e paulatinamente sair de cena. Era realmente muito difícil manter a autoestima em alta.

Felizmente esse tempo ficou para trás. Hoje cada vez mais mulheres vivem sua maturidade com muito mais energia e dignidade. Estão mais bem informadas sobre a própria saúde e por isso se cuidam, trabalham e ganham seu próprio dinheiro, estão bonitas e produtivas, divertem-se, viajam, namoram, enfrentam novos desafios, exigem respeito, lutam por seus direitos e até se casam de novo, construindo novos núcleos familiares. Não há mais dúvidas de que essa nova mulher está por todos os lados, enriquecendo o cenário social e merecendo viver a plenitude de sua "melhor idade".

Para que toda mulher alcance esse nível de bem-estar e viva a menopausa e a pós-menopausa mais tranquilamente, podendo, inclusive, desfrutar com saúde das décadas de vida que terá pela frente, é fundamental que ela tenha consciência do que acontece com seu organismo nessa fase. O conhecimento é sempre o caminho mais seguro para se buscar o que é bom para o corpo e a mente.

Existem certas escolhas que se mostram mais eficazes quanto mais cedo forem colocadas em prática, principalmente quando o objetivo é viver bem a maturidade. Em outras palavras, a qualidade de vida que cada mulher quer ter no futuro depende sempre do estilo de vida que ela adotar no presente.

Entre as práticas que, em geral, garantem a desejada boa saúde estão a alimentação equilibrada, o sono reparador, a prática regular de exercícios, o autocontrole em relação a abusos de todo tipo, o cuidado em consultar-se frequentemente com médicos e dentistas e em manter os exames de rotina em dia. Procurar fazer o que se gosta e relaxar sempre que possível, de preferência em contato com a natureza, também são fatores que entram nessa lista, pois contribuem muito para se conquistar a longevidade saudável. Não há, portanto, receita melhor do que essa.

Mas além dessas boas práticas que, afinal, são recomendadas para todos, assim que a mulher entra na "melhor idade", por causa das mudanças que ocorrem no organismo feminino e também em função dos efeitos do envelhecimento que se aproxima, novos hábitos e mais cuidados precisarão ser incorporados ao seu dia a dia. Quais são eles e por que são necessários é o que vamos conhecer neste livro.

Capítulo 1

# Um corpo de mudanças

Mudar nunca é fácil. Primeiro, porque toda mudança implica quebrar uma rotina conhecida e com a qual estamos acostumados. Segundo, porque mudanças nos lançam a uma nova realidade, que gera insegurança e precisará ser experimentada a fundo antes de se tornar uma nova zona de conforto. Até lá tudo será novo e diferente, podendo se mostrar estranho e incômodo.

Essa rápida observação serve para dar ideia do impacto que a menopausa causa na vida de toda mulher. Basta imaginar que essa nova realidade chega rompendo uma rotina com que durou cerca de quarenta anos. E que rotina é essa? Aquela que começa com a puberdade feminina, quando o organismo da mulher inaugura um ciclo de transformações periódicas que a deixa apta a gerar filhos. Vamos relembrar como isso acontece.

Quando crianças, meninas e meninos são bastante parecidos. Com exceção dos genitais e dos respectivos órgãos reprodutores que os diferenciam, externamente eles não têm pelos pelo corpo, seus mamilos são praticamente iguais, eles têm a voz fina, suor sem cheiro, entre outras similitudes. A grande diferenciação entre os dois gêneros começa a se definir a partir dos 12 anos de idade, variando dois anos para mais ou para menos, quando uma verdadeira revolução hormonal desencadeia mudanças extremas em seus corpos e mentes – mudanças que ocorrem em pouquíssimo tempo.

No caso das mulheres, em apenas dois anos depois de entrarem na puberdade elas ganham seios, formas arredondadas, quadris mais largos e coxas maiores. Internamente, grandes transformações ocorrem nos órgãos do sistema reprodutor (ilustrado nas imagens a seguir): sua vulva, vagina e útero também aumentam de tamanho. Seus ovários amadurecem, iniciando o processo de ovulação. Isso significa que todo mês, enquanto durar a vida fértil da mulher, um óvulo será liberado naturalmente de um de seus ovários, atravessará a trompa de Falópio correspondente e, se não for fecundado nesse trajeto, chegará ao útero, onde dias depois acabará sendo eliminado na forma de menstruação. Esse ciclo se repetirá por várias décadas, perfazendo quase a metade de sua vida.

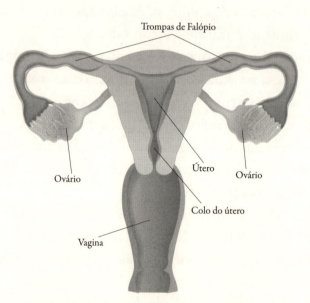

Partes internas do sistema reprodutor feminino

No comando desse ciclo reprodutivo, que a natureza impôs para deixar a mulher apta a gerar filhos, atuam duas substâncias que são popularmente chamadas de hormônios femininos – embora também estejam presentes no organismo masculino, só que em quantidades bem inferiores. Esses hormônios são o estrogênio e a progesterona.

O estrogênio atua sobre aspectos sexuais, estimulando a libido e dando curvas ao corpo feminino, além de controlar a ovulação e, portanto, os ciclos da menstruação e o início da menopausa. Ele é secretado exclusivamente pelos ovários. A progesterona, por sua vez, tem influência sobre a gestação e a amamentação, sendo produzida pelos ovários, mas também pelas glândulas suprarrenais e pela placenta, durante a gestação.

Detalhes sobre esse e outros processos do corpo feminino estão aprofundados no meu livro *A saúde da mulher*, que enfoca a constituição e as transformações pelas quais passa o corpo feminino da puberdade à menopausa. Para não me repetir em certos pontos, aqui vou apenas mencionar alguns deles, dedicando-me mais à fase que começa com a menopausa.

> **Você sabia que...**
>
> ... a puberdade tem início quando o hipotálamo, que é uma das glândulas do sistema endócrino e está localizada perto do cérebro, envia mensagens químicas para a glândula hipófise? Ao ser assim estimulada, a hipófise começa a produzir os hormônios LH (hormônio luteinizante) e FSH (hormônio folículo-estimulante), que chegam aos ovários pela corrente sanguínea. Esse é o sinal para que os óvulos amadureçam e o organismo da mulher passe a ovular, dando início ao ciclo que se repetirá por toda a sua vida fértil.

De qualquer maneira o grande diferencial do organismo feminino, quando comparado ao masculino, é a sua capacidade de passar por constantes transformações. Essa é uma capacidade, aliás, inerente à sua natureza. Por isso gosto de enfatizar que ter consciência de que o próprio corpo muda sempre é o primeiro passo para toda mulher viver bem com ele.

A gestação e a amamentação são sem dúvida exemplos radicais dessas alterações, mas há aquelas que são menos visíveis, embora periódicas, que ocorrem durante boa parte da vida feminina. Neste caso específico, refiro-me a tudo o que a mulher costuma passar e sentir durante o ciclo menstrual.

## Os ciclos menstruais

A ovulação ocorre por volta do 14º e 15º dias depois da última menstruação, quando os hormônios estrogênio e progesterona estão em alta taxa no organismo feminino. Internamente, isso significa que um óvulo está sendo liberado, com o objetivo de ser fecundado – o que só se concretiza naturalmente se a mulher tiver relações sexuais sem proteção, ou seja, se seu parceiro sexual ejacular e lançar espermatozoides no interior da vagina.

Já externamente, nos dias próximos à ovulação, a mulher sente seu desejo sexual aumentar, o que faz com que instintivamente ela se mostre mais fogosa e atraente. Nesses dias, ela pode até notar um corrimento com a consistência parecida com a clara de ovo, o que a deixa mais lubrificada, inclusive para facilitar as relações sexuais.

Passados alguns dias da ovulação, se não tiver ocorrido a fecundação, internamente esse mesmo óvulo vai atravessar a trompa de

Falópio e migrar para o útero, onde se instalará até ser eliminado junto com restos de tecido uterino, na forma de menstruação. Os volumes menstruais variam de 30 a 80 mililitros.

Nesse processo, a mulher poderá se sentir extremamente irritada, principalmente se sofrer de TPM, a tensão pré-menstrual. Seus seios e ventre se mostrarão inchados e até doloridos, ela pode se sentir mais cansada, nervosa, depressiva e até sentir compulsão por alimentos calóricos. Isso acontece justamente por causa das alterações hormonais registradas a partir da ovulação, que levam seu corpo a reter mais água e sal. Com a chegada da menstruação, que dura de três a cinco dias, esses sintomas passarão em seguida, mas durante o sangramento a mulher poderá sentir cólicas, enjoos e ter um fluxo menstrual bastante intenso.

Os dias da vida fértil feminina que costumam ser mais calmos, em termos de sensações e alterações involuntárias, são aqueles que imediatamente sucedem à menstruação, quando a mulher se sente menos inchada e mais disposta – mas só até começar tudo de novo, por volta do 14º dia, com a ovulação. O intervalo entre duas menstruações geralmente varia de 28 a 35 dias, embora, ainda que raro, também existam ciclos de 25 dias.

> **Você sabia que...**
> ... as cólicas são resultantes do movimento das paredes uterinas, que haviam engrossado e que se contraem, expandem-se e descamam nos primeiros dias da menstrução? Esse movimento ocorre graças à ação da prostaglandina, uma substância similar a um hormônio. Ela é a mesma que provoca a contração do endométrio durante o parto. Nas primeiras menstruações, essas dores costumam ser mais intensas, diminuindo com o tempo.

## Uma rotina de quarenta anos

De volta à observação feita no início deste capítulo, sobre a dificuldade que todos têm de enfrentar mudanças, minha intenção em rever o ciclo menstrual tem o objetivo de dimensionar o impacto do fim das menstruações na vida de toda mulher, afinal, isso significa o término de uma rotina de cerca de quarenta anos ou até mais. Em outras palavras, significa dizer que uma mulher em condições normais de saúde pode menstruar mais de 450 vezes, descontando-se aí os eventuais períodos de gravidez e amamentação.

Se um dia foi difícil para a mulher aprender a conviver com esses ciclos periódicos, em que uma hora sua libido estava à flor da pele e no outro ela se sentia irritada e inchada e, ainda, no outro sentia cólicas e os incômodos do fluxo menstrual, dá para imaginar o efeito físico e psicológico causado ao ver tudo isso ser interrompido em nome de uma nova onda de sensações a descobrir, nem todas agradáveis.

Está claro hoje que a maturidade é uma etapa em que a mulher deve desacelerar e se dedicar ao que mais gosta, mas é sabido também que a nova realidade criada principalmente pela menopausa acaba obrigando-a a alterar a relação que mantinha com seu próprio corpo e sentimentos. O que torna esse momento um pouco mais delicado é perceber que a menopausa chega junto com os sintomas do envelhecimento. Ou seja, para a mulher enfrentar a maturidade em boas condições de saúde, física e mental, será preciso aprender a lidar com pelo menos três situações.

De um lado, estão os efeitos e os sintomas provocados pela redução dos hormônios femininos no organismo – que não são poucos. De outro, os sintomas do envelhecimento e o medo do afastamento da própria rotina de trabalho. Em relação a esta última situação, que é uma questão mais social do que de saúde, embora às vezes cause impactos psicológicos negativos, vale a mesma regra: procurar programar-se para esse momento. A aposentadoria não deve ser nunca um momento de crise, mas antes de tudo um momento de merecido descanso.

Já em relação aos efeitos do envelhecimento, embora eles também exijam ações preventivas, que serão mais efetivas quanto mais cedo forem colocadas em prática, não se pode negar que envelhecer traz uma série de dificuldades. Entre elas estão problemas de locomoção, da redução do metabolismo, da diminuição da vitalidade e da flexibilidade, do aumento das fragilidades óssea, circulatória e cardíaca, ocorrência de lapsos de memória, riscos de se desenvolver várias doenças e outras tantas suscetibilidades naturais que atingem todo ser humano em idade avançada.

Ainda que enfrentar alterações corporais periódicas seja uma característica feminina, condição de que nenhuma mulher afinal escapa – mas que contribui para torná-las mais fortes e resistentes, inclusive para enfrentar a sobreposição dos efeitos da menopausa com os do envelhecimento –, é preciso estar preparada.

Vejamos, então, de que maneira conseguir isso. Antes, porém, é preciso entender como a menopausa se manifesta no organismo.

Capítulo 2

# A menopausa

A palavra "menopausa" significa "fim das menstruações". O termo dá nome à fase da vida da mulher em que seus ovários param de ovular, impedindo-a de engravidar – pelo menos não mais de forma natural. Pode-se dizer assim que, ao entrar na menopausa, toda mulher encerra seu ciclo reprodutivo.

> **Você sabia que...**
> ... ao chegar à menopausa, os ovários ainda contêm cerca de 7.000 óvulos imaturos? Nenhum deles, porém, amadurecerá, já que não há mais ovulação, e todos serão absorvidos pelo organismo feminino. Quando nasce, a mulher possui cerca de 4 milhões de óvulos imaturos, que vão sendo eliminados até serem cerca de 400.000 na puberdade. Cada menstruação corresponde à liberação de um único óvulo.

A explicação para a menopausa está no fim da produção dos hormônios estrogênio e progesterona pelos ovários, o que faz com que a partir daí se reduzam drasticamente no organismo feminino. Para tentar compensar essa diminuição, os hormônios FSH e LH, aqueles produzidos pela hipófise e que antes serviam como mensageiros para os ovários se ativarem, começam a ser produzidos em grandes quantidades. Entretanto, como não surtem mais efeito, logo esses hormônios passam a circular em grandes doses dentro do organismo e acabam estimulando a produção do hormônio androgênio, que é o chamado "hormônio masculino". Por incrível que pareça, na pós-menopausa, é ele que ajuda a converter gordura acumulada no corpo, em especial nas coxas e costas, em estrogênio, mas ainda assim em quantidades bem inferiores.

Nessa fase a mulher vive um desequilíbrio hormonal significativo que será responsável por fazê-la viver uma série de transformações corporais e que vão acabar se refletindo em seu estado emocional.

## Os sintomas do climatério

Há uma confusão entre os termos menopausa e climatério, que precisa ser esclarecida, para uso correto da palavra. A menopausa é a interrupção da menstruação – ela não chega de repente, e só se confirma depois que a mulher estiver um ano inteiro sem menstruar.

Já o climatério é o período no qual a mulher vive os principais sintomas da menopausa. Ele varia de mulher para mulher, podendo durar de cinco a quinze anos, estendendo-se, inclusive, para depois do fim das menstruações. É comum que, durante o climatério, o ciclo menstrual se torne irregular, pulando meses e variando de fluxo, podendo inclusive apenas se tornar sangramentos esparsos. Esses acontecimentos estão atrelados ao envelhecimento programado dos ovários, algo que é determinado pela genética de cada mulher.

Entre os problemas e sintomas que a mulher pode passar a sentir em decorrência da drástica redução dos hormônios estrogênio e progesterona em seu organismo estão:

- Fogachos, as famosas ondas de calor, que se fazem acompanhar ou não por suor excessivo, a sudorese
- Ressecamento da pele e das mucosas
- Prolapso vaginal e incontinência urinária
- Diminuição da libido e efeitos sobre a sexualidade
- Aumento do peso decorrente do acúmulo de gordura no corpo
- Problemas cardiovasculares
- Alterações na pele, cabelos e unhas, bem como na voz
- Dores nas articulações
- Depressão e irritabilidade
- Distração e falta de memória
- Fragilidade dos ossos

Pelo que se percebe, não é a menopausa em si que precisa de mais atenção, mas o climatério, porque ele se estende por anos e demanda cuidados em função das alterações que o fim da ovulação traz. Essa é a razão por que a mulher que o atravessa deve ser acompanhada regularmente por um médico, para que todas as alterações a serem experimentadas corram bem. A boa notícia é que hoje felizmente isso possível.

Antes de conhecermos a fundo o que mais a mulher pode sentir no climatério, é importante saber que, assim como há variações na idade em que a mulher entra na menopausa, também existem diferenças na maneira como ela atravessa o climatério. Nem todas necessariamente passarão por ele da mesma maneira: algumas realmente vão sentir boa parte dos incômodos citados, outras nem tanto, e outras não sentirão nada. Tudo dependerá da predisposição genética de cada uma, mas também do modo como se prepararam para vivenciá-lo.

Só para começo de conversa e para se ter uma ideia dos benefícios que trazem, menciono a seguir alguns exemplos cujos resultados positivos foram percebidos por quem seguiu uma alimentação equilibrada e praticou exercícios regularmente antes do climatério: essas mulheres, além de desenvolverem o hábito de se alimentar de maneira mais saudável, sem exageros prejudiciais, chegam à menopausa com menos peso e mais atentas à gordura corporal, que a partir dessa fase tende a se acumular na barriga e nas costas.

Elas também apresentam uma condição cardíaca melhor, pois estão menos propensas a ter problemas de circulação e de entupimento de artérias por causa de acúmulo de gordura no sangue. E se elas dosaram o consumo de cálcio antes, terão também os ossos mais fortes para enfrentar o enfraquecimento que os atinge com a redução do estrogênio no organismo.

É claro que existem muitas variáveis nesses exemplos, embora sejam indiscutíveis os benefícios para quem há tempos cuida da própria alimentação e ainda pratica exercícios regulares, o que, aliás, será assunto de capítulo mais adiante. Por ora, vamos conhecer um pouco mais de alguns dos sintomas do climatério, que são bem diversificados. Vejamos os mais comuns e o que fazer para amenizá-los.

A grande maioria dos problemas que surgem no climatério são decorrentes dos desequilíbrios hormonais registrados depois que os ovários encerram suas atividades. A carência de estrogênio é o fator mais impactante, com consequências sobre ossos e o aparelho circulatório, entre outros. Cerca de 15% a 20% das mulheres, porém, não sentem nenhuma desses sintomas.

## Fogachos

Também chamados de ondas de calor, os fogachos se manifestam como uma sensação súbita de aquecimento do rosto e da parte superior do corpo. Muitas vezes começam de repente e levam a mulher a experimentar uma grande angústia e certo mal-estar, para em seguida apresentar palpitações, rubor da face e transpiração excessiva. Às vezes, eles também vêm acompanhados de tremores.

Mais frequentes à noite do que de dia, os fogachos atrapalham o sono e podem levar a mulher a suar muito, a ponto de umedecer lençóis e roupas de dormir. Nem todas, porém, vão sentir essas ondas de calor, o que dificulta entender sua origem, embora os médicos suspeitem que a falta de estrogênio altere o centro nervoso que regula a temperatura do corpo.

*O que fazer:*
Sabe-se hoje que exercícios e alimentação à base de soja, que contém fitoestrogênio, o estrogênio de origem vegetal, ajudam a controlar os fogachos. Uma prova consistente desses benefícios da soja vem do Japão, onde as mulheres costumam caminhar muito e onde o consumo de soja é bem elevado. Lá, menos de 20% das mulheres no climatério se queixam de fogachos.

Amenizar os calores súbitos por meio de terapia de reposição hormonal, que é indicada também para outros sintomas, requer cuidados médicos e muitos exames, uma vez que históricos de câncer de mama na família contraindicam o tratamento.

Para amenizar as ondas de calor e os suores, recomenda-se evitar fumar e consumir bebidas alcóolicas. Deve-se ingerir sucos e água fria, usar roupas leves e, se possível, frequentar ambientes refrigerados.

## Ressecamento vaginal e vaginite

A falta de estrogênio no organismo feminino também afeta a mucosa vaginal, que fica mais fina e sensível depois da menopausa.

Como consequência, ela passa a ficar mais suscetível a dores e infecções como a vaginite. Por essa razão, as relações sexuais com penetração se tornam mais doloridas nessa fase, o que afeta a vida sexual da mulher.

*O que fazer:*
Para diminuir o efeito do ressecamento vaginal, recomenda-se o uso local de cremes e pomadas. A inclusão de soja e vitamina E na dieta alimentar também é recomendável. A terapia de reposição hormonal, quando indicada, também melhora estes sintomas.

Mulheres que apresentam esse tipo de incômodo devem evitar o consumo de álcool, cafeína e diuréticos.

## Prolapso genital, incontinência urinária e infecções da bexiga

Mulheres que não exercitaram nem desenvolveram bem a musculatura do baixo ventre têm grandes chances de apresentar problemas com os órgãos internos dessa região depois da menopausa. Isso acontece porque a falta de estrogênio contribui para enfraquecer ainda mais os músculos locais. Lembrando que a situação pode se agravar entre mulheres que passaram por vários partos.

Como resultado, a mulher perde o controle sobre a própria bexiga, passando a não conseguir segurar a urina como fazia antes, ocorrendo perdas involuntárias.

Se as perdas se tornarem recorrentes, podem acabar umedecendo a roupa de baixo, o que facilita o surgimento de infecções urinárias: a umidade dos tecidos somada ao calor do corpo forma um ambiente ideal para a proliferação de bactérias. Além disso, outro problema a ser evitado é o contato da uretra com eventuais resíduos de fezes, por isso, na hora de se higienizar após evacuações, recomenda-se lavar a região em vez usar apenas o papel higiênico.

O enfraquecimento da musculatura local também vai fazer com que órgãos internos, como a bexiga e o útero, não sejam devidamente sustentados como antes e, por essa razão, "caiam", passando a ser vistos e tocados pela saída da vagina. É o chamado prolapso genital. Sua causa principal é a menopausa, mas fatores como a obesidade, o número de partos e o envelhecimento influenciam bastante.

*O que fazer:*
Praticar exercícios e fazer dieta, ambos com intuito de evitar a obesidade e fortalecer a musculatura abdominal e vaginal, são importantes medidas.

Exercitar especificamente os músculos do períneo diminui as perdas involuntárias de urina, uma reeducação que pode ser feita com orientação de fisioterapeutas. Esses profissionais possuem técnicas e aparelhos que promovem exercícios específicos para aumentar a tonicidade desses músculos. De qualquer maneira, a mulher pode exercitá-los, promovendo sua contração e descontração durante o dia.

Aumentar os cuidados com a higiene íntima ajuda especificamente a controlar a contaminação da uretra e da bexiga por bactérias. Ingerir bastante líquido também é recomendável, uma vez que um maior fluxo urinário tende a levar consigo as bactérias do organismo.

No caso de prolapso, além de exercícios musculares, se não houver contraindicações, pode-se recorrer à cirurgia corretiva. Só o médico, porém, pode recomendá-la.

**Diminuição da libido e efeitos sobre a sexualidade**

Vários são os fatores, físicos e psicológicos, que freiam o desejo sexual e a prática de relações sexuais no climatério e na maturidade. Eles não ocorrem só devido à diminuição do estrogênio no organismo feminino, mas suas causas também podem ter a ver com o processo de envelhecimento.

Entre os fatores físicos que afetam a sexualidade da mulher nessa fase estão o ressecamento vaginal e a alteração das mucosas, que deixam sua vagina mais frágil e propensa a dores e infecções. Como a pele também passa por alterações, a mulher pode ainda demorar mais a reagir ao estímulo sexual e às carícias do parceiro. Há, ainda, uma perda maior de vitalidade e flexibilidade como um todo, que também afeta a disposição e o desempenho sexual.

Os fatores psicológicos ligados à diminuição do interesse sexual podem ser vistos como uma consequência de muitos dos sintomas físicos que a mulher sente na maturidade. Na verdade, eles são mais comuns quando as mulheres não se relacionam bem com as alterações de seu corpo, ficando inseguras, principalmente em situações de contato íntimo com o parceiro.

*O que fazer:*
Cremes especiais podem ajudar na lubrificação vaginal, enquanto exercícios específicos melhoram a tonicidade da pelve, a flexibilidade e a sensibilidade do corpo como um todo.

Já para uma eventual reposição das perdas de estrogênio, pode ser adotada uma dieta rica em fitoestrogênios, com alimentos à base de soja, ou um tratamento de reposição hormonal propriamente dita. Neste caso, só o médico pode prescrever a reposição, mediante uma série de exames que vão atestar se há riscos ou não para a saúde da mulher.

Recuperar a autoestima e estabelecer uma relação de confiança com o parceiro são caminhos que ajudam a resolver as inibições psicológicas relacionadas à própria sexualidade na maturidade. Embora ainda existam preconceitos, a sexualidade nessa fase da vida é importante e merece todas as atenções. Às vezes, porém, as soluções são mais trabalhosas e exigem acompanhamento de especialistas, mas mesmo assim devem ser buscadas.

Hoje há vários tipos de atividades e acompanhamento para a boa saúde mental da mulher na maturidade, disponíveis inclusive na rede pública de saúde: entre eles estão atendimentos psicológicos e as várias atividades oferecidas, por exemplo, pelas universidades da terceira idade. Nada, portanto, de ficar sozinha e fechada em si mesma: o mundo mudou e a mulher deve buscar seu lugar ao sol também na maturidade.

## Aumento de peso

Mais do que uma alteração de peso, o que a menopausa e a maturidade trazem é uma redistribuição da gordura corporal, com a sua concentração no ventre e nas costas, e não mais nos quadris e nas coxas.

Por outro lado, pode ocorrer, sim, ganho de peso, na medida em que as alterações hormonais causam ansiedade e predispõem a mulher a comer alimentos mais calóricos, e, às vezes, a comer fora de horário. Se não houver gastos desses excessos, haverá acúmulos significativos de gordura.

A gordura abdominal atinge um ponto que merece atenção quando a cintura passar de 85 centímetros: a partir disso a mulher corre o risco de desenvolver problemas cardiovasculares.

*O que fazer:*
A combinação de exercícios com uma dieta mais saudável e equilibrada, sem excessos, é a saída para se evitar o ganho de peso.

Deve-se procurar compensar os aportes calóricos com os gastos calóricos, praticando exercícios ao ar livre ou em academias. Outra recomendação é não pular as refeições, comer em horários regulares, evitar as chamadas "boquinhas", preferindo sempre frutas e legumes a pratos gordurosos.

## Problemas cardiovasculares

O risco de a mulher desenvolver problemas cardiovasculares aumenta com a chegada da menopausa, uma vez que os hormônios ditos femininos, que estão diminuindo progressivamente em seu organismo, antes protegiam suas artérias contra a formação de placas de gordura.

Sem a proteção natural do estrogênio e da progesterona, consequentemente o organismo feminino fica mais suscetível à formação dessas placas, que, dentro das artérias, podem vir a ser envolvidas por tecidos fibrosos. É assim que surgem as obstruções arteriais que dificultam a circulação sanguínea, impedindo que o oxigênio transportado pelo sangue arterial chegue aos órgãos, o que pode levar a um acidente vascular cerebral (AVC).

A formação das placas de gordura dentro das artérias são facilitadas também por uma alta taxa de colesterol, por isso a necessidade de controlá-lo periodicamente. O colesterol é uma substância útil ao funcionamento de vários órgãos, que se divide em dois tipos: o LDL e o HDL. O chamado "colesterol ruim" é o que se fixa às proteínas de baixa densidade (LDL) e o "colesterol bom", o que se fixa às proteínas de alta densidade (HDL). O LDL leva colesterol aos tecidos do corpo, onde é depositado, aumentando o risco de se desenvolver doenças cardíacas, trombose e hipertensão. O HDL, por sua vez, é menos nocivo porque leva o colesterol até o fígado, onde ele é metabolizado e eliminado.

*O que fazer:*
Reduzir a ingestão de gorduras saturadas (de origem animal) se faz necessário nessa fase da vida. Em substituição, a mulher pode adotar

uma dieta rica em frutas, leguminosas, vegetais, cereais, fibras e produtos à base de soja, e a gordura consumida deve ser insaturada (de origem marinha e vegetal). Recomenda-se também evitar o consumo de álcool, açúcar e sal em excesso.

Praticar exercícios regulares e orientados é recomendado, sempre com o objetivo de compensar a ingestão de calorias e assim evitar sobrepeso e obesidade, que aumentam o risco de doenças cardiovasculares. O ideal é praticar meia hora de exercícios de três a cinco dias por semana.

O cigarro também deve ser evitado, pois favorece a formação de coágulos que obstruem as artérias, assim como eleva a pressão arterial.

É importante fazer o acompanhamento do colesterol com um médico.

### Alteração da pele, cabelos e unhas

As mudanças que ocorrem na pele, nos cabelos e nas unhas a partir da menopausa são outras consequências do desequilíbrio hormonal, embora também possam ser influenciadas pela genética e pelo envelhecimento.

Já observei aqui que nessa fase a pele tende a ficar mais fina e ressecada, assim como as unhas, pois a produção do sebo natural que as protege e hidrata diminui. Logo, as células que produzem melanina e protegem a pele do sol também são afetadas, dando lugar a manchas irregulares.

Em contrapartida, na mesma época algumas mulheres podem desenvolver acne no rosto, o que parece estranho, já que essas erupções são mais associadas à puberdade do que à maturidade. Neste caso, porém, há uma explicação: a acne da mulher madura tem a ver com o aumento do hormônio masculino androgênio na corrente sanguínea, já que ele se torna mais abundante justamente quando cai a produção do estrogênio e da progesterona.

Outro fator relacionado ao aumento do androgênio é o crescimento de pelos em partes do corpo como o queixo. Os cabelos também podem cair com mais intensidade, além de ficarem mais quebradiços e sem brilho.

*O que fazer:*
Seguir uma dieta rica em vitaminas A, B, cálcio, ferro, proteínas, ácidos graxos e fitoestrogênios já ajuda bastante. Pode-se recorrer a especialistas para tratamentos com cremes, tônicos e xampus especiais. O uso de lasers e outras técnicas que ativam a derme, o coração da pele e camada onde se encontram suas células de sustentação e renovação, também pode vir a ser recomendado.

Ainda em relação à saúde da pele, mulheres que vivem o climatério e a pós-menopausa devem evitar exposição solar no horário das 11h às 15h, preferindo a manhã ou o final de tarde. O uso de protetor solar contra raios UVA e UVB é imprescindível, já que o sol é o maior vilão do envelhecimento da pele, capaz de causar manchas, rugas e até câncer de pele.

A terapia de reposição hormonal mais uma vez poderá trazer melhorias para todos os sintomas, mas só se não implicar riscos. Para isso, o médico faz uma avaliação criteriosa, analisando o resultado de exames específicos.

## Dores nas articulações

Com a diminuição do estrogênio no organismo, outro sintoma que muitas mulheres passam a apresentar são dores nas articulações. Sabe-se hoje que esse hormônio protege o organismo dos efeitos nocivos do excesso de ácido úrico, daí o surgimento do problema na pós-menopausa.

Dores reumáticas, porém, também são uma decorrência do envelhecimento e podem se sobrepor aos sintomas do climatério. O motivo está no desgaste das articulações e da consequente liberação de enzimas que atacam a matriz do colágeno das cartilagens. Nesse caso, são afetadas as articulações das mãos e as que sustentam maior peso, como o quadril, os joelhos, a coluna e os tornozelos.

As doenças das articulações mais conhecidas são a artrite e a artrose. A artrite é a inflamação das articulações e a artrose, a degeneração delas. Elas causam dor, rigidez, inflamação e limitação da mobilidade. Entre os fatores de risco estão idade avançada, pós-menopausa, predisposição familiar, lesões prévias e obesidade.

*O que fazer:*
Realizar alongamentos e praticar regulamente exercícios orientados e adaptados é fundamental para o tratamento das dores das articulações. Caminhadas leves e hidroginástica são ideais, porque são atividades de baixo impacto.

Também é recomendado para prevenção e tratamento a adoção de uma dieta saudável, com poucas gorduras e açúcares, visando manter um peso que não seja prejudicial para as articulações, principalmente para quem já tem dores nos quadris, na coluna, joelhos e tornozelos.

Fisioterapia e aplicação de calor ou frio são tratamentos que amenizam o problema. A terapia de reposição hormonal, mesmo quando usada para outros fins que não apenas as dores articulares, também tem se mostrado positiva para esse tipo de dor.

## Alterações da voz

Já falamos aqui como a falta de estrogênio afeta as mucosas no organismo da mulher que vive a menopausa, provocando ressecamento e alterações na sua espessura. Isso significa que a mucosa da laringe também é afetada progressivamente, alterando a voz feminina, inclusive com a perda da emissão de sons agudos. Rouquidão e um tom de voz mais grosso de voz ficam assim cada vez mais evidentes.

*O que fazer:*
Exercícios de fonoaudiologia podem amenizar os sintomas. Quem usa a voz como ferramenta de trabalho, como cantoras e professoras, por exemplo, deve ter cuidados preventivos especiais. A terapia de reposição hormonal também ameniza esse sintoma.

## Depressão e irritabilidade

Diante de tantas mudanças que alteram fatores com que a mulher estava habituada há décadas, é possível imaginar que não é fácil a nova realidade que a maturidade acaba impondo.

Muda a relação da mulher com seu corpo, muda a sua disposição, aparecem incômodos e sintomas desagradáveis antes desconhecidos, tudo isso combinado a mudança sociais – a proximidade da aposentadoria, alteração do núcleo familiar com o crescimento dos filhos etc. Enfim, é realmente difícil para a mulher atravessar a menopausa e o climatério sem alterações de humor.

Irritabilidade, ansiedade, insônia, fadiga, tristeza e depressão são, afinal, sintomas comuns dessa fase de transformações na vida da mulher. Como a sua produção hormonal se torna instável e desequilibrada, é até esperado que ocorram muitas dessas oscilações. O problema está nas consequências desses desequilíbrios, caso não sejam tomadas providências a tempo.

*O que fazer:*
Procurar acompanhamento psicológico é sempre uma iniciativa importante para lidar com a nova situação, principalmente para evitar agravar o problema e entrar em estados alterados e depressivos. Outra saída é passar a participar de atividades específicas, a fim de programar a própria vida quando o momento pedir desaceleração.

Fundamental nessa fase é tomar consciência de que são mudanças inexoráveis impostas pela natureza, contras as quais não se pode lutar. O melhor caminho é aceitá-las da melhor maneira possível. Por isso, sempre que sentir necessidade, a mulher deve recorrer a profissionais que a ajudem a fortalecer sua autoestima e elaborar uma visão mais construtiva da nova realidade.

Manter-se bem informada sobre o acontece com o próprio corpo e mente nessa etapa já é um grande passo para aprender a lidar com as alterações que virão pela frente. Outra medida saudável é programar-se com antecedência, praticando exercícios e adotando uma dieta equilibrada, assim como planejando as atividades e os sonhos que quer viver nessa nova fase.

## Distração e falta de memória

Esquecimentos, distração e lapsos de memória costumam ser uma queixa recorrente entre as mulheres que entram na menopausa. Pode começar com situações corriqueiras, esquecendo-se onde está a caneta, a bolsa, aquela anotação, o nome de um conhecido etc. e evoluir para situações mais comprometedoras, quando afeta a memória mais antiga.

É fato que as alterações hormonais dessa fase mudam muita coisa no organismo feminino, com reflexos em seu estado mental e emocional. Estudos recentes vêm demonstrando que a diminuição do estrogênio afeta determinadas áreas cerebrais, principalmente as receptoras desse hormônio, como o hipotálamo e o córtex pré-frontal, que justamente são ligados à memória. Com isso, tanto a memória de curto prazo (ligada a acontecimentos recentes) quanto a de longo prazo (ligada a acontecimentos remotos) sofrem prejuízos.

> **Você sabia que...**
>
> ... existem vários tipos de memória? A memória imediata é a que dura segundos e é útil para as atividades que estão sendo feitas no exato instante. A memória secundária é a que guarda aprendizados e é praticamente ilimitada. A memória de curto prazo, ou recente, tem duração de horas e guarda justamente acontecimentos que ocorreram ao longo do dia, por exemplo. Já a memória remota é a mais profunda, registrando fatos de longa data. A memória mais atingida pela menopausa e pelo envelhecimento é a de curto prazo.

Por outro lado, comprovou-se também que o estrogênio eleva o nível dos neurotransmissores, como a acetilcolina, que age sobre a capacidade de se reter informações, e também promove a conexão entre os neurônios, contribuindo para seu crescimento. Sem estrogênios em grande quantidade, tudo isso passa a ser afetado.

Considerando-se ainda que, para seu bom funcionamento, o cérebro humano precisa de uma série de substâncias e nutrientes, inclusive de oxigênio, que é transportado pelo sangue, pode muito bem ocorrer, com tantas alterações do climatério, que ele não seja alimentado da maneira adequada. A falta de vitamina B pode ser um desses fatores. Além disso, a diminuição de estrogênio altera o movimento dos vasos sanguíneos cerebrais.

A proximidade do envelhecimento é outro fator decisivo a se considerar para esse tipo de sintoma, uma vez que com a idade avançada muitas células naturalmente entram em processo degenerativo. O surgimento de doenças e os tratamentos a que se recorre para combatê-las, com a administração de uma série de medicamentos, também podem afetar o desempenho cerebral.

*O que fazer:*
É fato que quanto mais uma pessoa exercitar o cérebro, menor será o impacto dos lapsos de memória que possam vir a atingi-la quando ela chegar à maturidade.

É por essa razão que estimular o cérebro com estudos, leituras, aquisição de conhecimentos e imposição de desafios mentais é um tipo de prevenção eficaz, embora demande tempo e precise ser cultivado ao longo da vida.

Quando a perda de memória já estiver instalada, exercícios importantes incluem a prática rotineira de palavras cruzadas e de jogos de estratégia, além da alteração de ambientes que possam fazer a pessoa "decorar" gestos e movimentos, agindo automaticamente.

Por exemplo: é útil mudar a disposição de móveis e a de objetos, assim como passar a fazer tarefas cotidianas com a mão não dominante – o destro experimenta ser canhoto, e vice-versa. O motivo está nas novas conexões cerebrais que vão precisar ser feitas para desempenhar essas "novas" atividades, sem que simplesmente se ligue o "automático", como se diz por aí. Mesmo elas não sendo atividades novas, só o fato de serem realizadas de modo diferente obriga os neurônios cerebrais a criar e refazer caminhos. Alguns testes e exercícios propostos para exercitar a memória serão apresentados mais adiante.

Cuidados para manter a saúde em dia, como boa alimentação, sono reparador, equilíbrio entre trabalho e lazer e prática de exercícios também são fundamentais para evitar problemas com a memória.

Recomenda-se, ainda, evitar o consumo excessivo de álcool. É certo, além disso, que determinados medicamentos como tranquilizantes, antidepressivos e ansiolíticos também influem negativamente no desempenho da memória nessa fase.

**Osteoporose, ou a perda de tecido ósseo**

O significado da palavra osteoporose é "ossos porosos", o que significa que eles assim se encontram finos, menos densos, praticamente ocos, frágeis e quebradiços. Esse quadro, que é exemplificado pela ilustração abaixo, é a extrapolação de um processo natural, já que os ossos são um tecido vivo sob ação contínua de células que os produzem (os osteoblastos) e de células que os destroem (osteoclastos).

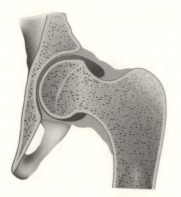
Osso normal

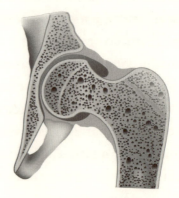
Osso com osteoporose

Até os 40 anos de idade há um equilíbrio entre a ação dessas células. A partir daí, os adultos começam a perder tecido ósseo em uma proporção de 1% ao ano, com um agravante para as mulheres, que têm menos ossos e verão que esse problema se torna mais acentuado por causa dos efeitos da menopausa.

Mais uma vez, entre as causas da osteoporose está também a redução do hormônio estrogênio, que naturalmente é um protetor dos ossos. Portanto, como se não bastasse os ossos femininos serem naturalmente mais frágeis, eles são bastante afetados pelo desequilíbrio hormonal que atinge a mulher na maturidade.

Calcula-se que a perda de massa óssea das mulheres atinja 5% ao ano dez anos depois da menopausa, o que explica por que em idade avançada elas são suscetíveis a tantas fraturas e esmagamentos, em especial de vértebras, do colo do fêmur e do punho, gerando dor, longa recuperação e muitas limitações físicas.

Existem outros fatores agravantes da osteoporose, entre eles a dieta pobre em cálcio e rica em sódio (pois este atua negativamente sobre as propriedades do cálcio no organismo). Mas ela também pode resultar do sedentarismo, do consumo elevado de bebidas alcóolicas e cafeína (pois estes levam a grandes perdas de cálcio pela urina), e também do uso por longos períodos de medicamentos anti-inflamatórios, anticoagulantes e antiepiléticos.

Estudos relacionam uma maior probabilidade de a mulher desenvolver osteoporose quando é portadora de bronquite crônica, enfisema e hipertireoidismo, além de a doença ser mais frequente em mulheres de origem branca e asiática, estando as mulheres negras geneticamente mais protegidas.

Mulheres cujas mães e avós apresentaram osteoporose são mais predispostas, assim como as menos corpulentas – e a explicação para este fato está naquele processo já mencionado anteriormente e que é registrado durante o climatério, quando os androgênios transformam a gordura das coxas em estrogênio, garantindo ainda mais um pouco a circulação desse hormônio no organismo feminino.

Exercícios para detecção da osteoporose e cuidados para evitá-la também serão apresentados mais adiante.

*O que fazer:*
A prevenção é o melhor remédio contra a osteoporose, por isso, quanto antes a mulher recorrer a exercícios físicos regulares e a cuidados com a alimentação, melhor.

Para garantir quantidades ideais de cálcio e vitamina D no organismo, além de procurar ingerir alimentos apropriados e expor-se ao sol regularmente, existe hoje a possibilidade de usar suplementos. Só o médico ou o nutricionista, porém, poderão fazer essas prescrições nas doses indicadas para cada caso.

Quanto à exposição solar, é sempre importante não abusar dos horários de pico, quando os raios podem causar queimaduras, ressecamento e até câncer. Ideal é se expor no máximo até as 11h e depois das 16h, com atenção para o horário de verão, que antecipa o relógio em uma hora. O uso de protetor solar é sempre recomendado.

A terapia de reposição hormonal é um tratamento indicado para amenizar e evitar a osteoporose, desde que o médico avalie individualmente o estado de saúde e os antecedentes familiares de cada mulher. Mais adiante entraremos em detalhes sobre os prós e os contras dessa terapia.

> **Você sabia que...**
>
> ... na composição do tecido ósseo há cerca de 30% de proteínas (principalmente colágeno) e cerca de 70% de minerais (cálcio e fósforo)? Quanto mais rígido o osso, maior a quantidade de minerais que ele possui. Mas existem dois tipos de ossos: os esponjosos (encontrados, por exemplo, nas vértebras) e os compactos (que formam a maioria do nosso esqueleto). A vitamina D e os hormônios produzidos pelas glândulas tireoide, paratireoides e ovários são importantes para a manutenção dos ossos, equilibrando a ação das células osteoblastos e osteoclastos.

Capítulo 3

# Cuidados com a saúde

Hoje é possível viver a menopausa, o climatério e a pós-menopausa com muito mais qualidade do que já se viveu um dia. E não me refiro a um passado tão distante.

São indiscutíveis os avanços médicos alcançados nas últimas décadas, mas há um fato bastante significativo que acompanha essas descobertas que vem fazendo a diferença. Na verdade, muito da qualidade de vida que está ao alcance de todos hoje vem do compartilhamento das informações sobre o que a medicina sabe e está pesquisando, algo que cada vez mais é divulgado em linguagem clara e acessível – e que, afinal, só faz aumentar a consciência das pessoas em relação aos cuidados com a própria saúde.

Hoje está muito mais fácil agir contra riscos de doenças; entender como o corpo funciona e se altera, principalmente o feminino; saber o que é prejudicial e benéfico para a saúde; conhecer os tratamentos existentes e seus efeitos colaterais; ter consciência do que precisa ser feito e assim por diante. Quem sai ganhando somos todos nós, pois a informação certa ajuda a tomar a atitude correta.

É nesse sentido que toda mulher, ao saber como a menopausa e o climatério atuam no seu corpo e mente, tem em mãos um grande instrumento a favor de seu bem-estar. Mas, para que ela possa desfrutar da maturidade com ainda mais qualidade, precisa saber o que mais a espera nessa sua fase de vida.

A primeira dica para que a mulher viva bem a sua melhor idade é estar atenta para uma realidade da qual ninguém escapa: o processo de envelhecimento. Ainda que muitas mulheres em menopausa vivam até mais de uma década sem sentir seus efeitos, esse é um processo natural que começa a se acelerar a partir dos 50 anos, aumentando gradativamente.

É muito difícil saber quando os sintomas do envelhecimento vão aparecer – e se vão mesmo se manifestar –, já que cada pessoa reage de um jeito diferente, pois tem um histórico individual de saúde e de cuidados. Por isso sempre chamo a atenção para a importância da prevenção.

O que acontece com o corpo ao longo da maturidade, quais são os principais exames a serem providenciados, quais são as doenças mais comuns, como ficam a sexualidade e os cuidados com o bem-estar e a beleza, além de outras ações preventivas, são a partir de agora os próximos assuntos a serem enfocados.

## O corpo da mulher e a maturidade

É fato que a maturidade traz para a mulher duas novas situações, com as quais ela precisa aprender a lidar. De um lado, estão as alterações que a menopausa provoca, como já vimos algumas. E, de outro, estão as do envelhecimento, também ele cheio de mudanças a serem percebidas e sentidas.

Dizer que cada uma dessas situações está de um lado, na verdade, é pura força de expressão. No dia a dia, essas fases podem muito bem coincidir e se sobrepor, obrigando a mulher a conviver simultaneamente com os sintomas de ambas. Mas, afinal, o que o envelhecimento faz sentir?

A medicina ainda não sabe com precisão por que envelhecemos. Tudo indica que há uma programação inscrita em nossos genes e quando ela tem início, vai sendo desencadeada rapidamente. Em dado momento, portanto, esse gene que faz parte de nosso código genético dá o sinal. A partir daí, o sistema de defesa do corpo humano deixa de ser eficaz e falhas começam a acontecer.

O primeiro sinal disso vem da divisão celular, que antes garantia a renovação de vários órgãos e estruturas do corpo, e agora passa a cometer erros e a produzir células malformadas. E, para completar, ainda sobram soltos muitos radicais livres, que são moléculas tóxicas prejudiciais à renovação celular. Na verdade, elas são frutos da oxidação do processo que leva oxigênio e energia ao corpo.

> **Você sabia que...**
>
> ... os radicais livres são formados a partir da transformação do oxigênio dentro do organismo? Eles resultam de cerca de 5% desse oxigênio, já que os outros 95% são usados para gerar a energia de que o corpo precisa. Eles se tornam prejudiciais quando produzidos em excesso e quando o corpo não consegue mais neutralizá-los. Nesse caso, eles se juntam a outras moléculas, tornando-se tóxicos e passando a causar danos, como a destruição de paredes celulares, doenças autoimunes e degenerativas. Entre os fatores que aumentam a produção de radicais livres estão o estresse, a poluição, o cigarro, o álcool, o uso de drogas, a contaminação por agrotóxicos e metais pesados e o próprio envelhecimento.

Não demora muito para as consequências dessa orquestração comandada pela genética serem logo percebidas. Um dos sintomas é o enfraquecimento muscular e o endurecimento das articulações do corpo, que comprometem a autonomia, causando dores. Isso explica por que com o tempo a pessoa de mais idade perde estabilidade e passa a depender dos outros para se locomover. Além disso, especialmente nas mulheres, os ossos se tornam mais fracos, com a osteoporose rondando como uma ameaça real.

Pulmões, rins, coração, estômago, circulação sanguínea, sistema nervoso. Cada órgão e sistema, a seu modo, vai se enfraquecendo. A digestão fica lenta, pesada, obrigando a dietas e cuidados com o que se come. Também fica difícil reter a urina, em boa parte por causa do relaxamento da musculatura, o que intensifica as perdas e a incontinência urinária.

O sistema circulatório é afetado pelo endurecimento de veias e artérias e muitas vezes placas de gordura obstruem a passagem do sangue. Como consequência disso, a pressão arterial sobe e os batimentos cardíacos ficam comprometidos. Quem apresenta quadros como esse sofre de cansaço excessivo, de tonturas recorrentes, da aceleração ou da redução da pulsação.

Como o número de neurônios e suas conexões também vão diminuindo progressivamente, a capacidade de aprendizagem e de retenção da memória se altera, levando a esquecimentos e à perda das faculdades intelectuais. A pessoa se torna dependente, até mesmo para as atividades mais corriqueiras.

O metabolismo do corpo é outra alteração importante durante o processo de envelhecimento, com o registro de falhas na atuação das glândulas e dos hormônios. O pâncreas, por exemplo, tem a produção de insulina alterada, podendo levar ao diabetes de tipo 2. Já a tireoide, uma das mais afetadas, ao ter sua atividade aumentada (hipertireoidismo) ou diminuída (hipotireoidismo), respectivamente desencadeia problemas como obesidade, agitação, insônia ou emagrecimento, letargia, distúrbios de atenção, entre outros sintomas.

Os órgãos dos sentidos são outros que também se desgastam significativamente. Em relação à visão, a pessoa pode desenvolver catarata e glaucoma, além de outras degenerações dos olhos. A diminuição da capacidade auditiva é outro problema, desta vez podendo levar à surdez.

Muitas são as mudanças e os riscos que o envelhecimento traz.

Embora pensar na melhor idade leve toda mulher a querer um tempo tão desejado de descanso, desaceleração, recheado de passeios e muita coisa boa para fazer, não dá para ignorar dois problemas de saúde que rondam a vida feminina nessa fase. São eles o câncer de mama e o câncer de útero, que merecem ser mencionados, para efeito de informação e precaução.

### Câncer da mama

O câncer da mama está entre os tipos de câncer que mais afetam mulheres no Brasil e no mundo. Ele pode ser de dois tipos: carcinoma ductal, com os tumores instalados nos dutos por onde passa o leite materno, e carcinoma lobular, que tem origem nas glândulas que segregam o leite.

Estão mais predispostas a desenvolver esse tipo de câncer as mulheres que têm histórico familiar da doença; histórico pessoal de algum tipo de câncer; puberdade precoce, antes dos 12 anos, e menopausa tardia, depois dos 55 anos; obesidade severa e mórbida; gravidez tardia (depois dos 35 anos); que fazem uso de anticoncepcionais; que têm uma alimentação desequilibrada, com predominância de gorduras e proteínas; e que fazem uso excessivo de álcool e cigarro.

A doença é geralmente percebida pela presença de nódulos no seio, inchaço de gânglio da axila correspondente, secreção escura pelo mamilo e vermelhidão ao seu redor.

A prevenção da doença inclui a realização de exames periódicos, como o autoexame de toque da mama e a mamografia. Depois dos 50 anos de idade, ambos devem ser repetidos no mínimo uma vez por ano. Já o tratamento inclui radioterapia, quimioterapia e, dependendo do caso, cirurgia para retirada da mama. Os serviços de atendimento e suporte às pacientes, inclusive públicos, estão disponíveis e fazem parte de um programa estatal brasileiro.

Mulheres que tiveram câncer de mama precisam de acompanhamento médico pelo resto da vida, para monitorar eventuais recidivas, que podem, inclusive, surgir em outras partes do corpo.

## Câncer do útero

O câncer de útero não está entre os três que mais atingem as mulheres, mas igualmente é uma doença preocupante, principalmente para mulheres com idade a partir de 50 anos.

Ainda não se sabe ao certo a causa desse câncer, mas desconfia-se que o estrogênio tenha um papel fundamental, já que ele naturalmente causa o espessamento do endométrio e pode fazer crescer pólipos na região, os quais podem dar origem a tumores.

Estão mais propensas a desenvolver esse tipo de câncer também as mulheres que tiveram primeira menstruação precocemente, antes dos 12, e menopausa tardia, depois dos 55. Também as mulheres que desenvolveram câncer de ovário, que ao longo da vida fértil tiveram ovulação irregular, e que apresentam diabetes e obesidade. Outro fator de risco é contato com emissões radiológicas.

Para se prevenir contra esse tipo de câncer, existe o exame Papanicolau, que analisa as células colhidas da vagina e do colo do útero. Ele está disponível na rede pública de saúde e deve ser feito regularmente, especialmente na pós-menopausa.

Entre os sintomas do câncer de útero estão menstruações abundantes, dores pélvicas, perda de peso e eliminação de líquido de cor rosa pela vagina.

A extração do útero, cirurgia chamada de histerectomia, é a medida mais recomendável para evitar que a doença se agrave ou se espalhe. São indicadas, na sequência, sessões de radioterapia e quimioterapia.

Uma das maneiras de se prevenir desses tipos de câncer é deixar em dia as consultas e os exames. Outra é seguir os conselhos médicos de se exercitar regularmente, ter uma dieta equilibrada e desfrutar de momentos de lazer e relaxamento.

## Consultas e exames em dia

A partir dos 60 anos de idade, a grande maioria das mulheres já passou pela menopausa e até pelo climatério. A nova fase de vida faz acreditar que não precisam mais se consultar com o ginecologista regularmente, como antes. Grande equívoco.

Na verdade, não importa se a mulher não é mais fértil e até mesmo se não tem mais relações sexuais: a consulta regular com o ginecologista deve ser mantida. E por quê? Porque muitas doenças costumam ficar à espreita, e o ginecologista é o profissional mais indicado para descobri-las, solicitando exames e avaliando a paciente.

Entre os exames periódicos a serem feitos tanto no período de climatério quanto na pós-menopausa estão a mamografia, o preventivo de câncer (chamado de Papanicolau), o de toque (para avaliar prolapsos e o estado do colo do útero), exames de sangue rotineiros e outros mais específicos.

Durante a consulta, o médico consegue avaliar os batimentos cardíacos, a pressão arterial, o peso, o estado dos pulmões, da boca, da garganta e da pele da paciente e a eventual presença de nódulos, por meio de toques na tireoide e nas mamas. Ao solicitar o exame de sangue chamado hemograma, ele terá condições de saber como está a glicemia (a taxa de açúcar no sangue, para descartar a diabetes), os níveis de colesterol (LDL e HDL) e de triglicérides (para avaliar os riscos cardíacos, mediante entupimento de artérias por placas de gordura), o nível de creatinina (que avalia o funcionamento dos rins), entre outras informações.

Para dados mais específicos, ele pode incluir na solicitação do exame de sangue para que se verifique, por exemplo, a taxa de TSH (para investigar hipertireoidismo ou hipotireoidismo), eventuais infecções e até contaminações por DSTs, as doenças sexualmente transmissíveis.

A seguir vamos falar mais detalhadamente sobre cada um dos exames periódicos mais pedidos pelos médicos.

## Hemograma

Além de verificar as taxas de glicemia, creatinina, colesterol e triglicérides, o hemograma investiga se existe um quadro de anemia (pelo número de hemáceas, que são os glóbulos vermelhos) e se há alguma infecção no corpo (pelo número de glóbulos brancos, os linfócitos). Ele possibilita conferir também as transaminases (para checar as funções do fígado) e a albumina (que indica se há riscos de inanição).

## TSH

O TSH é a taxa que determina o nível de hormônio produzido pela tireoide e é medido pelo sangue. Alterações em relação aos padrões indicam mau funcionamento da glândula, que pode ter consequências sérias para o organismo.

## Papanicolau e toque ginecológico

O Papanicolau permite avaliar em laboratório as células colhidas do colo do útero da paciente, para investigar eventuais alterações que possam indicar a evolução de um câncer. É um exame importantíssimo, porque identifica a doença em estágio inicial, dando tempo de ser tratada. O câncer de colo de útero é o segundo tumor mais frequente na população feminina do Brasil, segundo dados do Instituto Nacional do Câncer (INCA). O toque interno também ajuda nessa detecção, pois permite ao ginecologista avaliar o estado do colo do útero.

## Mamografia

Este é outro exame importante a ser realizado periodicamente, pois também avalia eventuais formações de nódulos nas mamas. É feito com mamógrafo, uma máquina que comprime as mamas e tira imagens de seu interior com raios x. Mulheres com histórico de câncer na família devem realizá-lo a cada ano. Depois dos 70 anos de idade, pode ser mais espaçado. Este exame ajuda a detectar o câncer de mama em estágio inicial, salvando muitas vidas.

## Ultrassonografia das mamas

É um exame indicado quando a mamografia suspeita de regiões nebulosas no interior das mamas ou quando estas estão muito densas e não foi possível observá-las corretamente. É uma espécie de ampliação da mamografia, esclarecendo se há ou não eventuais nódulos em formação ou já instalados.

## Densitometria óssea

É o exame radiológico que avalia o estado da massa óssea. É indicado quando há suspeita de osteoporose e recomendado para mulheres que têm a menopausa confirmada.

## Colonoscopia

Indicado para pacientes que têm histórico de câncer de intestino e de reto na família. Nesse caso, o exame deve ser repetido a cada três anos, principalmente a partir dos 50 anos de idade. O exame é feito em clínicas especializadas, mediante anestesia da paciente, para introdução de uma câmara especial em seu interior. Imagens são então feitas e analisadas, revelando se há pólipos (crescimentos anormais das paredes dos intestinos e reto) e tumores em formação ou já instalados.

## Exame de urina

A presença na urina de determinadas substâncias, como açúcar, glóbulos vermelhos e glóbulos brancos, bílis, entre outras, sugere que pode haver alguma disfunção no organismo. As suspeitas vão de diabetes à presença de tumores e até infecção urinária. Por isso, é um tipo de exame que sempre dá pistas importantes para o médico, que a partir daí solicita novos exames para traçar o diagnóstico e recomendar o tratamento mais adequado.

### Eletrocardiograma

Através de eletrodos instalados no peito da paciente, este exame capta os sinais elétricos do coração, transmitindo-os para um gráfico. Com auxílio de padrões predefinidos, o médico consegue detectar eventuais batimentos anormais que possam sugerir lesões e alterações do músculo cardíaco.

### Testes hepáticos

Por meio de exame de sangue, são avaliados os níveis de diversas substâncias que indicam o estado do fígado. Por exemplo: se a albumina (Alb) estiver muito baixa, pode ser sinal de cirrose e até de desnutrição. Já alanina transaminase (ALT), quando em altas taxas, indica lesão, como hepatite. Há várias outras substâncias que também são analisadas, em busca de outras anormalidades.

### Dosagem de 25-hidroxi vitamina D

Este exame consegue avaliar a quantidade de vitamina D presente no organismo, por meio do sangue. Se a taxa estiver baixa, pode ser indicativa de vários problemas de saúde, como artrite reumatoide, esclerose múltipla, falhas na atividade da tireoide, podendo provocar também cansaço crônico, enxaqueca, depressão, osteoporose e até câncer.

### Radiografia de tórax

É o exame que serve para avaliar o estado dos pulmões, sendo indicado principalmente para quem fuma, tem histórico de doenças pulmonares ou apresenta suspeita de pneumonia e outras doenças respiratórias.

### Exames oftalmológicos

Uma vez que é comum o envelhecimento atingir a visão, o oftalmologista realiza esses exames com o intuito de avaliar como estão a acuidade visual, a visão periférica, os movimentos do olho e a pressão intraocular. É um exame que ajuda a detectar a ocorrência de catarata, glaucoma e degenerações da retina, entre outras disfunções.

### Audiometria

A audição é outro sentido bastante afetado com o avanço da idade, por isso é importante avaliar se realmente há perdas auditivas e, se houver, qual é o grau e as medidas que serão adotadas.

## Exames para as DSTs

A contaminação pelas doenças sexualmente transmissíveis entre as mulheres mais maduras é uma realidade recente, porque a sexualidade nessa faixa etária, em especial a feminina, sempre foi tratada como um tabu. Por outro lado, o crescimento da incidência das DSTs entre pessoas dessa faixa etária aponta para a ausência do uso de preservativos, o que vem causando bastante preocupação entre as autoridades de saúde. Para evitar a contaminação, o uso da camisinha ainda é a melhor precaução, mesmo que muitas dessas doenças possam ser transmitidas não apenas pelas relações sexuais, mas também pelo contato com o sangue e fluidos contaminados. De qualquer maneira, a camisinha pode evitar esses contatos. A maioria dos exames que detectam as várias DSTs utiliza a análise sanguínea, embora algumas sejam possíveis de detectar pela análise visual e pela coleta de fluidos. Quando há suspeitas, os exames detectam as seguintes doenças:

### Aids

A aids é transmitida pelo vírus HIV, que afeta o sistema imunológico, debilitando-o a ponto de o organismo contaminado não conseguir se defender das infecções mais simples. É uma doença que ainda não tem cura, apesar dos avanços dos tratamentos com coquetéis de medicamentos que apenas aliviam os sintomas, causando, por outro lado, uma série de efeitos colaterais.

> **Você sabia que...**
> ... a contaminação pelo vírus HIV vem crescendo entre a população da chamada terceira idade? Os dados, porém, continuam difíceis de serem estimados de maneira exata, porque muitos soropositivos dessa faixa etária não realizam os testes de rotina, seja por

desinformação, seja por tabu. É comum também que muitos dos que já desenvolveram a doença confundam seus sintomas com os das doenças típicas do envelhecimento, o que leva a diagnósticos tardios e ao avanço das complicações.

De olho nessa realidade, autoridades de saúde pública vêm lançando campanhas de esclarecimento em vários estados do país. É importante lembrar que:

- A camisinha deve ser usada em todas as relações sexuais, mesmo que com parceiros estáveis e que já não exista mais o risco de engravidar, já que essa é uma das justificativas para o não uso da camisinha. As relações heterossexuais ainda são o fator mais frequente de transmissão do vírus HIV e de outras DSTs entre as mulheres brasileiras em fase de climatério. O mais preocupante é que boa parte dessas mulheres contrai as doenças dos parceiros com quem mantêm uniões estáveis, justamente por não conversar abertamente com eles e exigir o uso do preservativo, seja por razões socioculturais ou por questões religiosas
- A aids agrava as doenças típicas do envelhecimento e o coquetel antiaids pode interagir com os medicamentos de muitas doenças típicas do envelhecimento, produzindo reações e efeitos colaterais desagradáveis
- O uso da terapia de reposição hormonal em mulheres soropositivas precisa ser muito bem avaliado pelo médico, sob o risco de ocorrerem interações medicamentosas desagradáveis com os componentes do coquetel antiaids
- É possível realizar o teste que detecta a presença do HIV no sangue gratuitamente na rede pública de saúde

### Herpes genital

A doença se apresenta na forma de bolhas que, na mulher, surgem na parte externa da vagina, facilmente detectadas por exame visual. A confirmação, porém, pode ser feita por exame de sangue específico. O herpes genital é causado pelo vírus HSV e as bolhas são bastante doloridas. Chegam a coçar e, se estourarem, podem levar o vírus a outro ponto, tornando-se bastante contagioso. Para tratar a herpes genital, são usados medicamentos por via oral e pomada específica.

### HPV

Causada pelo vírus papilomavírus humano, a doença se manifesta por meio de verrugas que surgem no colo do útero, na vagina e ao redor do ânus. Ela pode levar ao câncer do colo de útero. É detectada pelo exame de sangue, mas principalmente pelo exame Papanicolau.

### Sífilis

É uma doença transmitida pela bactéria *Treponema pallidum*, adquirida por meio de contaminação sanguínea e relações sexuais sem proteção. Manifesta-se por meio de pequenas feridas indolores na vagina, com surgimento de ínguas na virilha, que podem desaparecer com o tempo, embora não signifique que a pessoa esteja curada. É uma doença detectada por exame de sangue.

### Gonorreia

Causada pela bactéria *Neisseria gonorrheae*, é uma DST altamente contagiosa. Provoca corrimento amarelado, coceira, ardor e queimação. Pode atingir o colo do útero, o canal anal, a garganta e os olhos. Durante o parto, pode causar problemas de visão ao recém-nascido, se houver contato direto dos olhos dele com o corrimento. É outra doença confirmada por exame de sangue.

### Cancro mole
Doença causada pela bactéria *Haemophilus ducreyi*, manifesta-se por meio de feridas nos órgãos genitais, que doem muito e se espalham e crescem rapidamente. Provoca dores e ínguas. Pode ser identificada em exames visuais, mas a confirmação é feita por análise de sangue.

### Hepatite viral
É uma doença silenciosa, que só vai se manifestar a longo prazo, quando já estiver comprometendo órgãos como o fígado. Causada por vários tipos de vírus, que dão origem a vários tipos de hepatite, a doença é transmitida pelo sangue e por relações sexuais sem proteção. Também é detectada por exame de sangue específico. A hepatite C se tornou um problema de saúde pública, levando muita gente a desenvolver cirrose e câncer de fígado, o que explica as atuais campanhas de esclarecimento do Ministério da Saúde.

## A sexualidade no climatério

Ainda que a mulher perceba muitas alterações em seu organismo depois da menopausa – que afetam sua relação com o próprio corpo –, e ainda que a sexualidade feminina só recentemente tenha deixado de ser um tabu, é fato que a mulher de hoje vem experimentando uma vida sexual mais intensa em sua maturidade – aliás, como nenhuma outra geração viveu na mesma idade.

Essa é uma conquista que acompanha outras vitórias já alcançadas pelas mulheres, conforme enumerei no início deste livro. E é justamente porque tudo é relativamente recente que alguns cuidados precisam ser considerados nessa nova vivência.

Praticar o sexo seguro é a precaução número um a ser mantida. Por mais que não exista mais a possibilidade de se engravidar, continua a haver, porém, riscos de se contrair as chamadas DSTs, como observado acima. Portanto, não importa a idade, é fundamental usar preservativos e também zelar pela própria higiene íntima.

Fala-se muito também da diminuição do apetite sexual e das mudanças fisiológicas e psicológicas que afetam a autoestima da mulher na maturidade. Esse novo cenário é uma realidade a ser aceita, até mesmo para se preservar emocionalmente e aprender a desenvolver uma nova postura em relação à prática do sexo na melhor idade. O que eu quero dizer é que se a mulher imaginar repetir a performance e os malabarismos de outros tempos, focando-se na sua potência sexual e na quantidade das relações, com certeza pode não ter boas experiências.

A prática do sexo na maturidade não fica melhor nem pior, apenas diferente – essa é a melhor dica para viver bem a sexualidade na melhor idade.

A primeira decisão a se tomar em relação à própria vivência sexual durante o climatério e a pós-menopausa é se focar na afetividade e na qualidade das relações. Nessa fase da vida, por conta das alterações naturais, a sexualidade pode muito bem se manifestar por meio de carinhos, abraços, beijos, proximidade, confiança e assim ser plenamente satisfatória, muito mais do que apenas visando-se a penetração, a excitação genital e os orgasmos múltiplos.

A maturidade por si já é um tempo de desaceleração e valorização da experiência, do que se construiu na vida, das parcerias e das vivências que deixaram aprendizados e boas lembranças. Estar em sintonia com o parceiro, em um clima de tranquilidade e confiança, realizando tudo com calma, será, portanto, mais importante para o sucesso das relações sexuais.

Para encarar essa mudança na vida sexual, antes é preciso saber o que mudou no próprio corpo e o que pode vir a atrapalhar a sexualidade na maturidade. Esse conhecimento, como observei, é fundamental para não se querer repetir o que já não é mais possível, até para se buscar um novo foco nas relações.

O que já não é igual como era antes, por exemplo, é o estado dos órgãos sexuais femininos depois da menopausa: por falta de hormônios femininos circulando no corpo, a vagina está mais fina e naturalmente ressecada, o que pode machucar e causar dores durante a penetração. Nesse caso, o uso de lubrificantes sempre é recomendado. Há ainda uma significativa diminuição da libido, além de menos disposição e flexibilidade.

A capacidade de excitação também está mais lenta, assim como toda a musculatura do corpo. Há mais riscos de infecções e incontinências. Alguns medicamentos, como os que controlam a pressão alta e os psicofármacos, também influenciam negativamente na resposta sexual. Por outro lado, muitas doenças, como o diabetes, também alteram o desejo e a própria atividade sexual. Por tudo isso, é importante buscar uma nova maneira de se viver o sexo na maturidade.

> **Você sabia que...**
>
> ... é possível melhorar o desejo sexual buscando alternativas à penetração e à excitação genital? Relaxar junto com o parceiro, conversar abertamente com ele, apostar nas preliminares, buscar posições confortáveis, inovar, criar climas, exercitar a imaginação, ser atenciosa e compreensiva, deixar de ser tão exigente com ele e consigo mesma são comportamentos que na melhor idade só intensificam a relação a dois. Praticar exercícios, beber líquido em quantidade suficiente e cuidar da alimentação também são ações que acabam refletindo positivamente na própria sexualidade.

Além de todos os fatores que podem atrapalhar a sexualidade nessa fase citados anteriormente, muitas mulheres também chegam à melhor idade sem saber diferenciar "beleza" de "juventude". Resultado: multiplicam-se nessa idade os casos de baixa autoestima e rejeição da vivência sexual pela própria mulher, que pode não mais se sentir "desejável" diante das alterações da pós-menopausa e do envelhecimento.

Antes de levar adiante esse tipo de pensamento, que pode desencadear sérios problemas, como depressão, é recomendável que a mulher procure os serviços de ajuda psicoterapêutica e psicoeducativa, inclusive na rede pública. Essa tem sido uma necessidade da nova mulher da melhor idade a que as autoridades de saúde vêm prestando atenção. No Brasil, desde 2003 está sendo gradativamente implementada uma rede de atendimento especial e gratuito para mulheres no climatério.

Promovendo atendimento individual e em grupo, as equipes formadas pelo Ministério da Saúde têm o objetivo de combater o tabu ainda muito disseminado de que o fim da fertilidade implica o fim da sexualidade e da afetividade. Nesses grupos é possível compartilhar vivências e experiências, ampliar o círculo de amizades e desenvolver um olhar mais positivo sobre si mesma. Minha dica, portanto, é que a mulher se informe sobre a disponibilidade desse atendimento, que é um direito de todas.

Segundo orientação do Ministério da Saúde, em seu *Manual de Atenção à Mulher no Climatério/Menopausa,* essas equipes são treinadas para:

- Estimular a aquisição de informações sobre sexualidade
- Oferecer tratamento para as queixas relacionadas ao climatério
- Encaminhar as pacientes para os serviços de referência, nos casos, por exemplo, de indicação cirúrgica, doenças endócrinas, pulmonares, psiquiátricas/depressão

- Apoiar iniciativas da mulher para a melhoria de suas relações, valorizando sua experiência e o autoconhecimento adquiridos ao longo da vida
- Estimular a prática do sexo seguro em todas as relações sexuais
- Esclarecer as mulheres de que a masturbação é uma prática normal e saudável, independentemente de faixa etária
- Estimular o "reaquecimento" da relação ou a reativação da libido, segundo o desejo e os valores das mulheres
- Contribuir para romper estereótipos culturais que denigram a mulher, promovendo sua abertura para o começo de uma nova etapa da vida

## Como prevenir as DSTs

Usar camisinha é indispensável nesses casos – e não importa se não há mais risco de se engravidar nas relações pós-menopausa. Nestes casos, o preservativo tem a função de justamente proteger os parceiros de um eventual contágio pelas DSTs.

Realizar exames periódicos, principalmente quando há suspeita de contaminação, é outra recomendação importante. Dessa maneira, é possível descobrir a doença em estágio inicial, para os tratamentos específicos, e ficar ciente de ser uma portadora, para assim não contaminar outras pessoas.

A conversa franca com o parceiro sexual também é fundamental. Ainda que a pessoa garanta que não está doente nem se expôs a riscos, insistir no uso do preservativo, ao contrário do que muita gente pensa, é um ato de amor – e não de desconfiança. Amor pela saúde do parceiro e pela própria saúde, principalmente porque muitas doenças, como a hepatite C, por exemplo, permanecem silenciosas por anos, sem causar nenhum tipo de sintoma até se revelarem devastadoras.

## Para uma beleza madura e equilibrada

Beleza não é sinônimo de juventude, como muita gente equivocadamente ainda acredita. E se há dúvidas disso, basta olhar para as mulheres que hoje entram na melhor idade esbanjando boa forma, bem-estar, vitalidade, disposição e alegria.

Pode parecer confuso pensar em uma imagem radiante como essa diante de tantas alterações e sintomas que a menopausa traz para essa mesma mulher. No entanto, a possibilidade de ela transpirar beleza, saúde, felicidade e satisfação com a vida é uma conquista que requer esforços, principalmente porque sabemos que tudo de desagradável que a menopausa causa acontece simultaneamente a muitos dos efeitos do envelhecimento, que não são menos impactantes.

Os cuidados que cada mulher precisar ter com seu corpo, seu espírito e sua saúde mental, para surtirem efeito, não podem ser colocados em prática visando apenas resultados imediatistas. Aliás, não existe imediatismo em saúde, tudo leva seu tempo para dar resultado. Essa é a primeira lição a se aprender: o que uma mulher quer para sua melhor idade exige paciência, dedicação e sacrifícios.

Já afirmei aqui que a "melhor idade" é uma época de desacelerações, de paz e reflexão. É um momento de equilíbrio. Momento de repensar a própria trajetória, de valorizar o que se construiu, de continuar amando quem mereceu ser amado, de compreender e deixar passar quem de alguma maneira não entendeu o amor. Serenidade é a palavra-chave para essa fase da vida, portanto, é preciso saber evitar rancores, raivas, pensamentos derrotistas, assim como o foco em aspectos negativos. A melhor idade exige que a mulher tire lições daquilo que não foi tão bom, para se focar no que foi e é bom e no que ainda há de ser muito bom pela frente.

Trata-se, no fim das contas, de aprender a ter uma nova postura, abrindo-se para as mudanças, inclusive a de valores, para conseguir enfim viver esse desejado tempo de equilíbrio. A cada uma cabe a responsabilidade das escolhas que fizer para alcançar esse momento. Meu papel aqui é o de orientar e aconselhar, a partir das informações médicas que estou compartilhando.

Dentro desse raciocínio, volto ao tema da beleza madura para dar um exemplo mais palpável do que estou querendo dizer. É que, para alcançar essa beleza, também é importante ampliar o conceito que já tivemos sobre o que é belo. Em outras palavras, é preciso compreender que a beleza da fase madura é bem diferente da beleza que exibe uma jovem mulher. Quem estiver procurando a mesma coisa nunca vai encontrar, pois o momento exige aceitar as mudanças impostas pelas leis da natureza.

O belo da mulher que vive a melhor idade está justamente no que ela transpira de vida vivida, de equilíbrio alcançado, de bem-estar, de satisfação e experiência. Ou seja, inclui um conjunto de fatores conquistados com sabedoria e persistência ao longo da sua vida. Mas o que, afinal, pode ser considerado sábio em termos dessas conquistas para o futuro?

São inúmeros os fatores e as atitudes que poderiam ser listados nesse sentido. Muitos deles já vimos aqui, como a compreensão que toda mulher precisa ter sobre os imperativos da menopausa sobre seu corpo, os cuidados que ela precisa ter a partir daí, incluindo as consultas e os exames a serem mantidos em dia.

Também é importante evitar os excessos. E procurar escolher sempre o que tem impacto positivo sobre a própria saúde. Um exemplo prático disso: entre levar uma vida sedentária que evolui para a obesidade, em vez de encher o pulmão de fumaça tóxica do fumo, por que não escolher a prática regular de exercícios, a dieta equilibrada e as caminhadas junto ao ar puro da natureza?

Tudo são escolhas na nossa vida. No capítulo a seguir, vou falar mais sobre as possibilidades dessas escolhas conscientes, desta vez enfocando a alimentação. Mas antes de chegar lá, ainda dá para citar alguns hábitos que podem ser incorporados ao cotidiano e que muito ajudam na preparação para o bem-estar da melhor idade. Vejamos então alguns cuidados com a beleza física e a beleza que toda mulher emana quando consegue relaxar, curtir a vida e ter paz interior.

## Cuidados com os cabelos

Ter cabelos bonitos, brilhantes e saudáveis é um desejo de toda mulher. E não importa a idade nem se em algum momento eles foram usados bem curtos: os cabelos são vistos sempre como uma espécie de moldura do rosto.

Cabelos bem tratados são também um sinal de boa saúde, já que muitos nutrientes que os deixam viçosos são ingeridos por meio de uma alimentação equilibrada, contendo as vitaminas A, B6 e C, niacina, zinco e biotina. Formados substancialmente pela proteína queratina, eles estão continuamente crescendo e caindo, por isso, quando bonitos, são um sinal de que o organismo está bem. Por outro lado, muitas deficiências nutritivas e a presença de doenças se refletem na aparência dos cabelos, sem falar na agressão de fatores externos, como poluição, vento, água, secador e os produtos com os quais são lavados, tingidos e penteados.

Ao exigirem tanta atenção, dá para imaginar o trabalho dobrado para mantê-los saudáveis durante a menopausa e a pós-menopausa, quando fatores internos do organismo contribuem para enfraquecê-los. Para isso, é só lembrar dos impactos que causam no corpo da mulher a diminuição da produção do hormônio feminino estrogênio e o consequente aumento do hormônio masculino androgênio, este um inibidor natural do seu crescimento.

Isso significa que, nessa idade, os cabelos não crescem no mesmo ritmo que antes, podendo ficar mais espessos e cada vez mais esbranquiçados, já que se altera a produção de melanina, que dá cor natural aos fios.

Para amenizar esses desgastes, os cuidados com os cabelos na melhor idade vão da adoção de uma dieta equilibrada, que contenha, por exemplo, vitaminas A, B6 e C e proteínas magras, ao uso racional de cremes, alisadores e secadores. Massagens capilares também são recomendadas, pois estimulam o crescimento dos fios.

Mais do que nunca, deve-se usar xampus e condicionadores apropriados ao tipo pessoal de cabelos; não aplicá-los diretamente sobre o couro cabeludo; evitar banhos com água muito quente, assim como secadores em alta temperatura; evitar passar as mãos nos cabelos a toda hora; fazer uso racional dos produtos estéticos; jamais aplicar formol sobre eles; e não esquecer de proteger os fios dos raios solares, com uso de chapéu.

## Cuidados com a pele

Já falamos aqui sobre os efeitos da menopausa sobre a pele feminina, que a deixa mais fina e ressecada. O vilão desse quadro mais uma vez é o hormônio estrogênio, que em crescente diminuição no organismo vai acentuando esses efeitos.

A pele da mulher vai perdendo a elasticidade porque as fibras de colágeno e elastina, que fazem parte de sua constituição, vão se reduzindo, afetando também a irrigação sanguínea. Logo, a pele não se renova nem se hidrata como antes. Para completar, a pele perde gordura e os músculos que a sustentam ficam flácidos, criando uma aparência murcha e franzida, especialmente no rosto.

> **Você sabia que...**
> ... a pele vai perdendo sua capacidade de renovação com o avanço da idade? Depois dos 30 anos, essa capacidade fica 20% mais lenta. Aos 50 anos, a espessura da pele cai pela metade, quando comparada ao que era aos 20 anos. Já seu tônus muscular nesse momento é 30% menor. Todo esse processo se acelera à medida que a idade avança.

Toda essa descrição pode ser amenizada sensivelmente se os cuidados e os tratamento com a pele começarem muito antes da menopausa. Na verdade, a pele é um órgão que quanto mais cedo for bem tratado, melhores serão os resultados no futuro.

Limpar, tonificar, hidratar e nutrir são os procedimentos a serem empregados nesse ritual, que deve incluir também o uso de protetor solar todos os dias, independentemente da exposição direta ao sol. No dia a dia, o protetor solar utilizado deve ter, no mínimo, FPS 15. Já quando se vai à praia ou se pratica atividades ao ar livre, o fator de proteção deve subir para FPS 30 ou mais.

Hoje a cosmiatria, que é também é chamada de dermatologia estética, traz novidades a cada ano, com tratamentos que aliam saúde e beleza. Mas é preciso ter cuidado para não exagerar nos procedimentos e antes de tudo ter a certeza de estar sendo atendida por médicos especializados. Os tratamentos variam da aplicação de cremes, realização de *peelings* ao uso de aparelhos específicos criados exclusivamente para a renovação celular. Tudo deve ser adequado ao tipo e à idade da pele de cada mulher.

Além dessas opções, para se ter uma pele mais saudável, é preciso manter o equilíbrio de todo o organismo, pois ele também atua positivamente sobre a sua aparência. Isso significa que, mais uma vez, a prática de exercícios e a adoção de uma alimentação equilibrada são recomendáveis.

> **Você sabia que...**
>
> ... o número do fator de proteção solar, o FPS, indica quantas vezes a mais a pele aguenta ficar sob a exposição solar? A comparação é com o tempo que ela ficaria sem se queimar se não estivesse usando o filtro solar. Por exemplo: se a pessoa aguentar apenas seis minutos sob a exposição solar direta, com o FPS 10 ela aguentatá 60 minutos – e assim por diante. É por isso que essa escala indica números maiores para quem tem pele mais fina e clara.

Capítulo 4

# Cuidados com a alimentação

Existem duas máximas sobre alimentação que acho pertinente citar nesta abertura de capítulo. A primeira, atribuída ao grego Hipócrates, que viveu no século V a.C., por muitos chamado de "o pai da medicina", diz o seguinte: "Teu alimento é teu remédio". Já a segunda, muito repetida mundo afora, adotada inclusive em títulos de livros em português, é atribuída ao pedagogo brasileiro Humberto Queiroz, que garante: "Você é o que você come".

A grande verdade é que ambas as frases estão cobertas de razão. Dos alimentos que consumimos vêm a fonte de energia e os nutrientes que, como o nome diz, nutrem o nosso organismo, fornecendo a ele as substâncias de que precisa para funcionar corretamente. Se faltar uma única dessas substâncias necessárias, funções ficarão prejudicadas, principalmente se essa falta não for substituída e se prolongar por muito tempo. Se houver excessos ou desequilíbrios, por outro lado, o mesmo vai acontecer.

Na nossa alimentação estão, portanto, tanto o que nos faz bem quanto o que nos faz mal; e estão também os elementos formadores da nossa constituição. Desde os primórdios da medicina, quando essa ciência ainda não era uma ciência e nem tinha esse nome, a humanidade já sabia que nossa saúde depende dos alimentos que ingerimos, pois são nosso combustível.

Hoje dividimos os alimentos em cinco grupos: os carboidratos, as proteínas, as gorduras, as vitaminas e os minerais. Cada um deles tem propriedades específicas e é encontrado em diferentes fontes alimentares. Alguns vão fazer mais falta em certos momentos da vida, quando não devem faltar no cardápio diário; outros já podem ser até dispensados da dieta dependendo da idade, da saúde e dos sintomas que a pessoa sentir.

Uma realidade que não é a ideal, mas faz parte da vida cotidiana, é o desequilíbrio alimentar. Por uma série de fatores que vão da desinformação ao estilo de vida, passando pela falta de acesso a alimentos, aliás, um problema que ainda é mundial, o fato é que em geral as pessoas comem muito mal. Às vezes elas comem em excesso, às vezes de maneira errada ou insuficiente, sem nutrientes saudáveis, às vezes desequilibradamente.

Existe hoje nos países desenvolvidos e em desenvolvimento uma epidemia de obesidade que já atingiu as crianças, inclusive no Brasil. O motivo está no excesso de consumo de alimentos industrializados e calóricos, que até são fontes de energia e em teoria servem para dar ao corpo a energia de que ele precisa, mas que, afinal, termina não sendo gasta na proporção desse consumo. Resultado: o excedente transforma-se em gordura acumulada, concentrando-se no corpo e, em alguns casos, chegando a sobrecarregá-lo. No outro extremo, estão as pessoas que não têm acesso a alimentos de qualidade, às vezes nem em quantidade suficiente, e assim terminam desnutridas, apresentando como consequência disso uma série de deficiências físicas e mentais.

O assunto é complexo e pode levar páginas e mais páginas, mas o objetivo aqui é falar da alimentação da mulher na melhor idade. Para introduzir esse enfoque, é fácil adivinhar por onde começar, considerando-se todas as mudanças por que ela passa nessa fase da vida. Em outras palavras, é bem provável que se a mulher até então não vinha

## Cuidados com a alimentação

seguindo uma dieta equilibrada, a partir de agora é importante que mude seus hábitos alimentares.

Já sabemos que na menopausa e pós-menopausa, por causa da redução dos hormônios femininos circulantes no organismo, a mulher tem tendência a acumular gordura no ventre e nas costas, o que eleva os riscos cardíacos e respiratórios se o diâmetro de sua cintura ultrapassar 85 cm. Com o avanço da idade, o metabolismo diminui significativamente, o que quer dizer que o corpo não precisa mais de tanta energia para funcionar. Logo, é preciso diminuir a quantidade de alimentos consumidos, até mesmo porque a digestão fica cada vez mais lenta.

Com a proximidade do envelhecimento, outro risco que a mulher corre nessa fase é facilitar o desenvolvimento de certos sintomas e doenças justamente com a ingestão de alimentos que deveriam ser evitados. Por exemplo: excesso de sal é extremamente prejudicial para quem já sofre de hipertensão ou tem tendência a desenvolvê-la.

O excesso de açúcar se torna um veneno para quem tem diabetes instalada ou é pré-diabética. As gorduras saturadas, de origem animal, são proibitivas para quem apresenta colesterol e triglicérides altos, já que essas taxas aumentam o risco de se ter ataques do coração, por causa da obstrução das artérias pelas placas de gordura e as consequentes dificuldades para o fluxo sanguíneo. O consumo de alimentos ricos em carboidratos, por sua vez, precisa ser controlado por quem apresenta sobrepeso e obesidade, já que se não houver gastos com exercícios, eles vão se transformar em gordura acumulada no corpo e assim aumentar o peso e os riscos da doença.

Antes de prosseguir, é importante conhecer um pouco mais do mundo da alimentação, conhecendo os alimentos, suas propriedades e funções dentro do corpo humano.

## Como calcular o IMC

Para conhecer o próprio peso, é fácil. Balanças estão nas farmácias, nos consultórios médicos e até dentro de cada casa. Mas para saber se esse peso está acima dos padrões considerados saudáveis e representa riscos – o que acontece quando a obesidade se confirma –, existe um cálculo que considera o peso em relação à altura, cujos resultados são observados em uma tabela com a seguinte indicação: peso baixo, normal, sobrepeso, obesidade, obesidade severa e obesidade mórbida. É o chamado Índice de Massa Corporal (IMC), uma ferramenta extremamente útil para o diagnóstico médico.

Para calcular o IMC, é preciso dividir o peso corporal pela altura ao quadrado. Ao quadrado, para quem não se lembra, é a multiplicação de um dado número por ele mesmo. Vejamos o seguinte exemplo: uma pessoa que pesa 85 quilos e mede 1,75 m de altura fará a seguinte conta: 85 dividido pelo resultado da seguinte multiplicação: 1,75 × 1,75. O resultado final é 27,75, um indicativo de que a pessoa está acima do peso.

Segundo a tabela do IMC, que pode ser observada a seguir, o resultado entre 18,5 e 24,99 indica que o peso é normal. De 17 para baixo há risco de inanição. A partir de 25, é hora de entrar na dieta e fazer exercícios. Acima de 30, já se entra em um quadro de obesidade, que tem três graus. Quando ele for superior a 40, o alerta vermelho se acende, porque há riscos sérios iminentes para a saúde e a pessoa deve começar a reduzir seu peso, sendo necessário, a depender do caso e segundo avaliação médica, de operação de redução estomacal.

| IMC | Situação |
|---|---|
| Abaixo de 17 | Peso muito baixo |
| Entre 17 e 18,49 | Peso baixo |
| Entre 18,5 e 24,99 | Peso normal |
| Entre 25 e 29,99 | Acima do peso (sobrepeso) |
| Entre 30 e 34,99 | Obesidade I |
| Entre 35 e 39,99 | Obesidade II (severa) |
| Acima de 40 | Obesidade III (mórbida) |

## A dieta ideal e a pirâmide alimentar

A quantidade de alimento recomendada para cada pessoa depende sempre de sua constituição física (altura e tamanho dos ossos e músculos), de sua idade, atividades físicas e se ela tem ou não uma doença ou se está em tratamento. Em condições normais, a variação fica entre 1.900 calorias e 2.300 calorias/dia, mas são o médico e o nutricionista que decidem isso, estudando caso a caso.

A necessidade de calorias a serem ingeridas diariamente diminui com a idade, por causa da redução do metabolismo, da perda muscular (já que os músculos consomem muita energia para funcionar) e da redução das atividades físicas. Calcula-se que essa redução seja de 10% entre 50 e 75 anos, e de 25% a partir dos 75 anos de idade.

Os profissionais da área de saúde definem o que é uma dieta equilibrada baseando-se em cinco critérios: adequação, qualidade, quantidade, harmonia e variedade. Isso significa que para cada pessoa, apesar de critérios gerais semelhantes, ela pode ser diferente, segundo as necessidades individuais. Eles também se baseiam em uma pirâmide alimentar, que indica a quantidade e o tipo de alimento a ser consumido.

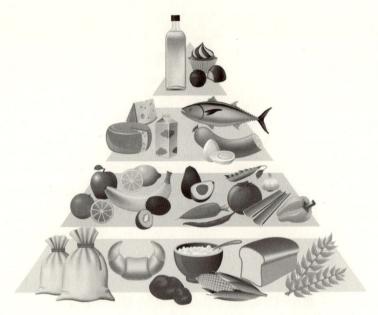

Os alimentos classificados de acordo com a pirâmide alimentar

Na base dessa pirâmide, o quarto nível, que é maior, estão os alimentos considerados energéticos, e por isso devem ser ingeridos em maior quantidade do que os outros alimentos na dieta diária. São aqueles que contêm mais carboidratos, como pães, massas e cereais. Acima dele, no terceiro nível, estão os alimentos chamados de reguladores, constituídos de frutas e verduras, que contêm vitaminas, minerais e fibras. Acima deste, no segundo nível, os alimentos chamados de construtores: são carnes e leguminosas, fontes de proteínas e minerais. E no topo da pirâmide, no primeiro nível, que é bem menor, por isso indicando que devem ser consumidos com moderação, estão os doces, açúcares, óleos e as gorduras.

Em outras palavras, podemos dizer que uma dieta equilibrada, considerando a condição de pessoas com peso normal e saudáveis, é aquela em que diariamente são consumidas as seguintes proporções: de gorduras, óleos e doces, uma porção e com moderação; de laticínios e derivados, de 2 a 3 porções; de carnes, peixes, ovos, legumes e frutas secas, de 2 a 3 porções; de verduras, de 3 a 5 porções; de frutas, de 2 a 4 porções; e de pães, cereais e massas, de 6 a 11 porções.

Pessoas com peso abaixo ou acima da normalidade, que estejam acamadas, em tratamento e com gastos calóricos reduzidos, e também as mulheres que atravessam um climatério cheio de sintomas desagradáveis, incluindo aí a ocorrência de alguma doença, devem ter dietas diferenciadas, que serão prescritas por seus médicos e nutricionistas.

> **Você sabia que...**
> ... as fibras causam sensação de saciedade prolongada, o que faz com que não se tenha fome tão cedo? Elas também regulam o trânsito intestinal, aumentando a quantidade de água no tubo digestivo, o que favorece a evacuação. Ao final, alimentos ricos em fibras, como as frutas, os legumes e os cereais, também contribuem para diminuir o colesterol e os riscos das doenças cardiovasculares. O único inconveniente é que aumentam a produção de gases.

## Tipos de alimentos

Sempre é importante lembrar que existem doses mínimas e máximas recomendadas para as dietas, pois tanto o excesso quanto a falta desses tipos de alimentos podem causar problemas de saúde. A consulta a médicos e nutricionistas é sempre o caminho mais seguro para a elaboração de dietas individuais.

## Carboidratos

São a maior fonte de energia, principalmente para o cérebro e os músculos. Também garantem a integridade dos tecidos nervosos. Em uma dieta equilibrada, eles devem representar pouco mais da metade das ingestões diárias de calorias.

*Onde são encontrados:* pães e bolachas. Também nos cereais, como arroz, trigo, aveia, milho, centeio, entre outros.
*Sua carência pode causar:* fraqueza, emagrecimento, problemas musculares e mentais.

## Proteínas

São fundamentais para a construção e renovação dos tecidos e a produção de hormônios. Também para a manutenção de músculos e a eficiência do sistema imunológico. As proteínas devem compor 14% do total de calorias ingeridas por dia.

*Onde são encontradas:* leite e seus derivados, carne bovina, peixes, aves, ovos e queijos. Estão presentes também em certas leguminosas, como feijão, lentilha, ervilha, grão-de-bico e soja.
*Sua carência pode causar:* palidez, emagrecimento, fraqueza, baixa resistência, dificuldade de cicatrização, enfraquecimento dos cabelos e das unhas, entre outros.

Cuidados com a alimentação

## Gorduras, ou ácidos graxos

As gorduras têm papel fundamental para o equilíbrio do organismo. Fornecem energia, absorvem e transportam vitaminas, garantem a manutenção da temperatura corporal, protegem os órgãos internos e participam da produção de hormônios. Já os ácidos graxos são chamados de "gorduras boas" e resultam da quebra das gorduras, sendo essenciais para o funcionamento e a saúde do corpo.

*Onde são encontradas:* carnes, queijos, óleos vegetais, leite integral, creme de leite, nozes, manteiga e margarina. Já os ácidos graxos são encontrados em peixes como salmão, atum, cavala, bacalhau, arenque e sardinha. E também nas sementes de linhaça, castanhas, nozes, em óleos vegetais e em vegetais de folhas verde-escuras.

*Sua carência pode causar:* comprometimento de várias funções, já que as gorduras são responsáveis pelo transporte de quatro vitaminas (A, D, E e K) dentro do organismo, as quais atuam no metabolismo. Pode ocorrer ainda a oxidação de carboidratos, o que pode levar à exaustão precoce. Sua carência afeta ainda a reprodução e as atividades intelectuais, entre outras funções.

> **Você sabia que...**
> ... o ômega-3 é um tipo de ácido graxo que traz muitos benefícios para o corpo, prevenindo doenças neurológicas e mentais? Ele tem ação anti-inflamatória, previne obstrução dos vasos sanguíneos, reduz as taxas de colesterol e triglicérides e, consequentemente, também a pressão arterial.

## Minerais

Participam de diversas reações bioquímicas necessárias ao funcionamento e à regulação do organismo, por isso são essenciais para a boa saúde. Atuam sobre os estímulos nervosos, o ritmo cardíaco e a atividade metabólica. São divididos entre macroelementos, em que entram cálcio, magnésio, sódio, potássio e fósforo. E microelementos ou oligoelementos, em que se incluem zinco, ferro, cobre, iodo, manganês, cromo, selênio e flúor.

*Onde são encontrados:* verduras, legumes e frutas.
*Sua carência pode causar:* deficiências em geral, doenças e sintomas de mal-estar, fraqueza etc.

Alguns minerais essenciais são:

- **Zinco:** ajuda a aumentar a imunidade, participa da síntese de proteínas e da multiplicação celular. Também tem ação antioxidante.

  *Onde encontrar:* oleaginosas, como nozes e castanhas; carnes vermelhas e arroz integral.
  *Sua carência pode causar:* baixa imunidade, baixa libido, perda do paladar e do olfato, aceleração do envelhecimento.

- **Ferro:** é um nutriente essencial, que atua sobretudo na formação do sangue e de certas enzimas. Fornece oxigênio às células.

  *Onde encontrar:* gema de ovo, fígado, carnes e miúdos, beterraba, lentilha, vegetais verdes e folhosos e cereais integrais. Mulheres em período menstrual devem procurar incluir esses alimentos na dieta.

*Sua carência pode causar:* anemia, fraqueza, fadiga, falta de ar, palidez e dor de cabeça. Pode ainda causar queda de cabelo nas mulheres.

- **Cálcio:** o cálcio é fundamental para a saúde dos ossos e dos dentes. É o mineral mais abundante no corpo humano, responsável também para o bom funcionamento do ritmo cardíaco e do cérebro. Em atuação com algumas vitaminas, regula a pressão arterial, a coagulação sanguínea, o movimento dos músculos, a produção de hormônios e a transmissão nervosa. Para ser absorvido pelo corpo, precisa da presença da vitamina D.

*Onde encontrar:* leites, queijos, iogurtes, carnes, cereais integrais, castanhas, soja e derivados, gema de ovo, hortaliças verdes, gergelim e feijão.
*Sua carência pode causar:* osteoporose, dores nas articulações e nos ossos, raquitismo.

- **Potássio:** contribui para regular os níveis de sódio no organismo, atua na contração muscular e nas ligações dos neurônios, na síntese de proteína e na produção de energia. Regula os batimentos cardíacos e combate a prisão de ventre.

*Onde encontrar:* iogurte, banana, abacate, ameixa, melancia, soja, feijões e ervilha.
*Sua carência pode causar:* alterações dos músculos, inclusive os do coração, cansaço, fraqueza, hipotensão e vômitos.

- **Sódio:** atua com o potássio, para regular o nível de líquidos corporais. Tem papel junto à condução dos impulsos nervosos, as contrações musculares e a pressão arterial.

*Onde encontrar:* sal de cozinha, alimentos industrializados, conservas, carnes defumadas.
*Sua carência pode causar:* cãibras, convulsões, fraqueza, letargia, desidratação, tonturas e hipotensão arterial.

- **Iodo:** tem atuação fundamental junto à glândula tireoide, que regula a produção de hormônios, o crescimento e o desenvolvimento do corpo.

*Onde encontrar:* sal iodado, peixes, frutos do mar (moluscos e crustáceos), leite, verduras folhosas e frutas.
*Sua carência pode causar:* o bócio, que é o crescimento anormal da glândula tireoide. Prejudica ainda o crescimento, o desenvolvimento sexual e as capacidades intelectuais.

- **Magnésio:** tem participação importante na formação dos ossos e dentes, pois atua junto com o cálcio. Também é essencial para os movimentos musculares, a atuação do sistema imunológico e a ativação de enzimas. Está presente nos líquidos extracelulares.

*Onde encontrar:* leite e derivados, gérmen de trigo, cereais integrais, castanhas, nozes, frutas cítricas, chocolate amargo, tofu, água de coco, camarão, soja, vegetais verde-escuros, acelga e quiabo.
*Sua carência pode causar:* problemas respiratórios, fraqueza, hipertensão, aumento da sensibilidade térmica, alterações do ritmo cardíaco e dificuldades para a formação óssea.

## Vitaminas

Assim como os minerais, as vitaminas são reguladoras do organismo. Elas se dividem em dois grandes grupos: hidrossolúveis (B e C), o que significa que seu excesso é eliminado pela urina; e lipossolúveis (A, D, E e K), sinal de que são absorvidas na presença de gordura.

Vejamos as propriedades de cada uma delas, mas fica o alerta para não ingeri-las em excesso, inclusive recorrendo a suplementos, pois algumas se tornam prejudiciais, enquanto outras são simplesmente eliminadas ao ultrapassar a dose que o organismo consegue absorver por dia.

- **Vitamina A:** tem papel importantíssimo para a visão, a pele e as mucosas, os cabelos e as unhas, mas também para o desenvolvimento dos ossos e o sistema de defesa do organismo. É desintoxicante, antioxidante (retarda o envelhecimento) e previne infecções. Na menopausa, alimentos ricos em vitamina A são recomendados, por causa dos efeitos que esse momento causa sobre pele e mucosas, que tendem a afinar e ressecar. É preciso ficar atento, porém, para não exceder a dose diária, pois a vitamina A assim se torna tóxica.

*Onde encontrar:* alimentos de origem animal, como óleo de fígado de bacalhau, manteiga, queijo, gema de ovo e leite de vaca; alimentos de origem vegetal: cenoura, espinafre, salsa, acelga, agrião, brócolis, melão, damasco e pêssego.
*Sua carência pode causar:* cegueira noturna, intolerância à luz, ressecamento da pele, diminuição de glóbulos vermelhos, formação de cálculos renais.

- **Vitamina B1 (tiamina):** regula os sistemas nervoso e muscular, e também o metabolismo cerebral, mantendo-os saudáveis. Auxilia na formação do sangue e na assimilação dos carboidratos. Favorece a saúde da pele e a cicatrização das feridas. Previne o envelhecimento, combate a depressão e a fadiga.

  *Onde encontrar:* vegetais folhosos, berinjela, cogumelos, cereais integrais, levedura de cerveja, feijão, nozes, atum, fígado, carne bovina e de aves, gema de ovo, ameixa, castanha e laranja.
  *Sua carência pode causar:* dores nevrálgicas, reumatismo, debilidade muscular e tendência à depressão.

- **Vitamina B2 (riboflavina):** preserva as mucosas, a pele, as unhas e os cabelos. Beneficia a visão. Ajuda a regenerar os tecidos, atua no metabolismo das gorduras.

  *Onde encontrar:* fígado, trigo, levedura de cerveja, gérmen de trigo, amêndoas, avelã, leite, queijo, cogumelos e alguns peixes.
  *Sua carência pode causar:* transtornos oculares, inflamação dos lábios e da língua, anemia, seborreia.

- **Vitamina B3 (nicotinamida):** é energética e protege a pele.

  *Onde encontrar:* levedura fresca de cerveja, cereais integrais, fígado (de vitela e de cordeiro), frutas cristalizadas, peixes e cogumelos.
  *Sua carência pode causar:* problemas de pele, inflamação da língua, gastrite, anorexia, diarreia, vômitos e deficiências mentais.

- **Vitamina B5 (ácido pantotênico):** atua na formação do sangue e no sistema imunológico, reduz colesterol e triglicérides, ajuda a corrigir disfunções hormonais.

*Onde encontrar:* carnes, ovos, leite, levedura, grãos integrais, amendoim, brócolis, abacate, geleia real.
*Sua carência pode causar:* insônia, fadiga, doenças neurológicas, baixa imunidade, cãibras nas pernas, dores abdominais.

- **Vitamina B6 (piridoxina):** atua no sistema imunológico e na proteção da pele, unhas e cabelos. Alivia náuseas e cãibras. Previne doenças neurológicas e atua sobre problemas urinários. Também reduz o colesterol e as gorduras no sangue.

*Onde encontrar:* fígado, salmão, frango, avelã, espinafre cru, melancia, ameixa, gérmen de trigo.
*Sua carência pode causar:* seborreia, anemia, distúrbios de crescimento, irritabilidade, gengivite, cãibras.

- **Vitamina B9 (ácido fólico):** atua na formação de glóbulos vermelhos, no funcionamento do aparelho digestivo e na saúde dos gametas (óvulos). É fundamental na gravidez, para a boa formação do feto e para facilitar a produção de leite durante a amamentação.

*Onde encontrar:* vegetais folhosos de cor verde-escuro, levedura da cerveja, fígado, amendoim, milho e legumes.
*Sua carência pode causar:* fraqueza, anemia, doenças do sangue, insônia, deficiências no crescimento, problemas de memória.

- **Vitamina B12:** atua na constituição do sangue, na multiplicação das células e no aumento da massa muscular. Estimula o apetite. Melhora a concentração.

*Onde encontrar:* fígado, carnes, rim, leite, gema de ovo e peixes.
*Sua carência pode causar:* anemia, palidez, fadiga e transtornos de memória.

- **Vitamina C:** é antioxidante, contribui para a formação de colágeno, glóbulos vermelhos e tecido ósseo. Fortalece o sistema imunológico, combate radicais livres e aumenta a absorção do ferro pelo organismo. Favorece a cicatrização e combate o estresse.

*Onde encontrar:* frutas cítricas como laranja, limão, tangerina, acerola, abacaxi, kiwi, morango. Também no melão e na manga. E ainda está presente no tomate, brócolis, salsa, pimentão, couve-flor, repolho, funcho e batata.
*Sua carência pode causar:* baixa resistência, fadiga, estresse, sangramento das gengivas, fragilidade dos ossos, avitamitose (falta de vitamina) e escorbuto.

- **Vitamina D:** é indispensável para a absorção de cálcio e fósforo pelo organismo, mas precisa que a pele se exponha aos raios solares para ser ativada. Melhora a absorção intestinal.

*Onde encontrar:* óleo de fígado de bacalhau, peixes, ovos, queijo, leite, cereais, levedura e cacau.
*Sua carência pode causar:* raquitismo, osteoporose, descalcificação e insuficiência de cálcio.

- **Vitamina E:** é antioxidante e contribui para um envelhecimento saudável.

*Onde encontrar:* gérmen de trigo, nozes, azeite de oliva, ovos, legumes secos, cereais integrais e vegetais de folhas verdes.

*Sua carência pode causar:* alterações neurológicas, dificuldades visuais, destruição dos glóbulos vermelhos, anemia, degeneração muscular.

- **Vitamina K:** evita hemorragias, atuando sobre a coagulação. Previne os problemas cardiovasculares e a osteoporose. Aumenta a hidratação da pele.

*Onde encontrar:* iogurte, gema de ovo, abacate, vegetais de folhas verdes e soja.
*Sua carência pode causar:* hemorragia.

> Você sabia que...
> ... problemas de digestão aumentam com o avanço da idade? Para amenizar os sintomas, é importante comer devagar e mastigar bem os alimentos, para que uma maior salivação se misture ao bolo alimentar. Quanto mais demorada é a mastigação, maior a produção de pectina, substância que atua sobre a digestão.

## Alimentação na melhor idade

Depois de conhecer os tipos de alimentos, suas fontes e funções dentro do organismo, é hora de falar um pouco mais da dieta ideal para a mulher no período pré e pós-menopausa.

As transformações que ocorrem no corpo feminino nessa fase da vida desencadeiam sintomas nem sempre agradáveis. Para viver da maneira mais saudável possível, muitos alimentos devem ser reduzidos, outros evitados e outros ingeridos preferencialmente. Sem falar na necessidade de reduzir porções e, aumentar a diversidade. Para uma vida mais saudável na melhor idade, sempre é bom seguir as seguintes dicas:

- Coma com calma, mastigando bem
- Evite alimentos refinados (feitos com açúcar e farinha branca)
- Evite alimentos gordurosos, especialmente as gorduras animais
- Não exagere no sal e no açúcar
- Coma porções menores, ainda que várias vezes ao dia
- Coma mais cereais integrais, nozes e castanhas
- Mantenha uma dieta rica e variada
- Coma alimentos que contenham fibras
- Prefira as frutas e verduras da estação
- Evite comer alimentos processados e industrializados
- Opte por comidas leves no jantar
- Beba muita água
- Evite bebidas alcoólicas, excesso de café, chás e refrigerantes
- Evite comer demais

A dieta equilibrada segundo a pirâmide alimentar (veja imagem na p. 74) não precisa ser descartada pelas mulheres em menopausa. Muito pelo contrário. Ela deve continuar sendo seguida, mas com ressalvas às quantidades em geral e ao consumo específico de gorduras saturadas e açúcares, assim como de carboidratos. E por quê?

Basta lembrar que entre os efeitos da redução de estrogênio circulante no organismo, por conta da menopausa, estão vários desequilíbrios que vão levar à concentração de gordura no abdômen, à diminuição do metabolismo, à digestão mais lenta, à perda de cálcio e à consequente propensão à osteoporose, entre outras consequências.

Cuidados com a alimentação

A capacidade que certos alimentos têm de combater os radicais livres é uma prova viva da máxima de Hipócrates citada no início deste capítulo: "Teu alimento é teu remédio". A seguir, vamos conhecer quais são os alimentos e nutrientes que conseguem ser um "remédio", amenizando alguns dos sintomas que a mulher enfrenta durante a menopausa.

## Alimentação para combater os radicais livres

Como vimos, os radicais livres resultam da oxigenação das reações químicas realizadas pelo corpo. Por possuírem um elétron solto, são capazes de se unir a outras moléculas causando reações nem sempre benéficas para o corpo. Os radicais livres provocam efeitos tóxicos quando são produzidos em grandes quantidades, o que ocorre nos momentos em que o corpo é submetido à poluição e a momentos de estresse.

Além disso, na fase do envelhecimento, que coincide com a menopausa e a pós-menopausa, os radicais livres atingem quantidades tóxicas e, junto com outros sintomas de programação genética, aumentam os riscos de desenvolvimento de doenças como diabetes e problemas cardíacos.

Para combater os radicais livres é preciso recorrer aos alimentos antioxidantes e comer mais frutas, verduras e legumes ao invés de alimentos industrializados e processados. Ter acesso direto às propriedades naturais que esses alimentos possuem favorece todas as funções do organismo, que nessa batalha por adaptações à nova fase precisa mesmo de reforços.

Entre os minerais e vitaminas antioxidantes estão o selênio, cobre, zinco e manganês e as vitaminas C e E, além do betacaroteno, presente na cenoura, que no organismo se transforma em vitamina A.

Mas é preciso ter cuidado para consumir esses alimentos na dose certa, e não em excesso, porque o efeito pode ser contrário e fazer o organismo produzir ainda mais radicais livres. Para seguir uma dieta equilibrada, que será sempre definida segundo as necessidades individuais, é importante consultar médicos e nutricionistas.

> **Você sabia que...**
> ... o chá branco é um bom antioxidante? Ele potencializa o funcionamento do fígado, favorecendo a eliminação de toxinas e também de gorduras, inclusive as que se acumulam entre as vísceras, que são potencialmente perigosas para os riscos cardiovasculares.

### Alimentação para combater as perdas ósseas

Para combater as perdas ósseas e a osteoporose, é preciso estar atenta para dispor de vitamina D em níveis ideais, sempre sem excessos. Hoje existem exames que detectam seu nível no organismo, como vimos anteriormente, e há também suplementos que podem ser receitados pelo médico e pelo nutricionista, se necessário. De qualquer maneira, ingerir fontes de cálcio diretamente, como laticínios, água mineral, espinafre, soja, peixes gordos (salmão, cavala, sardinha, atum), fígado e gema de ovo, é sempre recomendável. Mas desde que as doses sejam respeitadas.

### Alimentação para prevenir doenças cardiovasculares

Para se prevenir das doenças cardiovasculares, a mulher não deve se descuidar quanto ao consumo das vitaminas B6, B9 e B12. É que a falta dessas vitaminas favorece a produção da homocisteína, substância nociva à vascularidade e que aumenta muito com a falta de estrogênio no corpo.

### Alimentação para combater inchaços

Inchaços são um sintoma comum na melhor idade, especialmente dos pés e das pernas, por isso é recomendável diminuir a ingestão de sódio, que ajuda a conter líquidos no corpo. Mas não basta apenas colocar menos sal na comida, é preciso também evitar o consumo de alimentos processados, principalmente conservas, defumados e enlatados.

## Propriedades da soja

As propriedades da soja são potencialmente favoráveis para a mulher que vive ou já passou pela menopausa. Quase toda mulher já ouviu essa recomendação – e ela é uma grande verdade. O motivo disso está nas isoflavonas que a soja contém, também chamadas de fitoestrogênios, que são substâncias vegetais cujas propriedades se parecem muito com o estrogênio do corpo feminino.

Uma vez que o estrogênio está naturalmente reduzido nessa fase da vida feminina, ele então pode ser reposto pelos fitoestrogênios da soja, capazes de reequilibrar sua quantidade no organismo – o que é muito bom principalmente para as mulheres que não podem fazer terapia de reposição hormonal. Com isso, muitos sintomas, com os fogachos, por exemplo, são reduzidos.

Além das isoflavonas, o grão de soja também contém proteínas e uma significativa quantidade de ácidos graxos poli-insaturados (que são benéficos para o coração), magnésio e cálcio (embora menos que o leite). Daí a riqueza alimentar que ela oferece.

Para um maior aproveitamento das propriedades das isoflavonas, a soja deve ser preferencialmente consumida cozida, sem passar por tantos processos industrializados, ainda que alguns alimentos à base desse grão, como o tofu, uma espécie de queijo de soja bastante tradicional na culinária japonesa, seja bastante indicado.

Originária da China, a soja é uma planta da família das leguminosas, como o feijão. Ela tem a forma de grão e é classificada dentro do gênero *Glicínia*. A variedade que mais se cultiva no Brasil é a *Glicínia max*. O Brasil é hoje um dos maiores exportadores de soja do mundo.

> **Você sabia que...**
>
> ... a quantidade diária mínima de isoflavonas recomendada para equilibrar o organismo feminino durante a menopausa e pós-menopausa é 50 miligramas, o que equivale a três colheres de sopa de soja cozida ou uma fatia de tofu?

Capítulo 5

# Exercícios para o corpo e a mente

## Exercícios para o corpo

Há inúmeras vantagens de se praticar exercícios regularmente, especialmente durante o climatério e a pós-menopausa, quando a mulher vive muitas transformações e precisa estabelecer uma nova relação com o próprio corpo.

Só para citar alguns dos benefícios de se praticar atividades físicas, podemos falar que elas melhoram o sono, ajudam a emagrecer, melhoram a circulação e a resistência, aumentam a capacidade respiratória e a força muscular (que consequentemente protege mais os ossos), diminuem o estresse e a depressão, melhoram a autoestima e a sociabilidade. São, afinal, muitas as vantagens que oferecem.

Uma delas, porém, precisa ser destacada: o fato de os exercícios queimarem as calorias consumidas em excesso por uma alimentação desequilibrada. Com isso, evita-se o acúmulo prejudicial de gorduras no corpo. E aí está a explicação por que todo roteiro de emagrecimento faz as dietas de baixas calorias serem acompanhadas pela prática regular de exercícios.

Mas antes de se lançar aos exercícios físicos em busca de benefícios para corpo e mente, as mulheres em sua melhor idade precisam consultar o médico. A precaução é necessária por causa de todas as mudanças que afetam o organismo feminino nessa fase, considerando-se que muitas informações sobre seu estado geral podem estar ocultas e silenciosas. É o caso das altas taxas de glicemia e de colesterol, por exemplo, sem contar vários outros eventuais desequilíbrios. Só os exames a serem solicitados pelo médico vão confirmar se está tudo bem e quais tratamentos deverão ser seguidos, caso sejam identificados problemas.

Um programa de exercícios e atividades físicas para mulheres em menopausa geralmente envolve a participação de pelo menos três profissionais: ginecologista, nutricionista e educador físico. Eles devem considerar a idade, o peso, o estado dos ossos e da musculatura, a resistência cardiopulmonar, a flexibilidade, o histórico de doenças da paciente e o nível nutricional.

A decisão e a necessidade de iniciar uma programação de atividades físicas, principalmente por quem até então levava uma vida sedentária, deve considerar que toda rotina de exercício é progressiva. Começa-se aos poucos, e as horas dedicadas aos exercícios de ginástica ou aos esportes vão aumentando de forma lenta e gradual, respeitando-se os limites de cada um e segundo a recuperação das capacidades musculares e respiratórias.

Isso é importante porque o sedentarismo prolongado tem como consequências a fragilidade muscular e a baixa capacidade aeróbica e cardíaca. A pessoa fica sem ar aos primeiros movimentos, o coração pode disparar e o corpo todo dói, principalmente no dia seguinte. É preciso, portanto, ir com calma. E ter perseverança, porque uma programação de exercícios, para surtir efeito, deve ser contínua. A melhor indicação é de que seja feita meia hora de exercício por dia, de três a quatro vezes por semana.

Para começar a ganhar fôlego e resistência, uma boa dica é intercalar as aulas de ginástica já se movimentando no dia a dia. Pode-se trocar o carro pelas caminhadas, descer antes do ponto ou da estação e andar, trocar a escada rolante e o elevador pelas escadas normais. O exercício físico, assim, aos poucos vai sendo incorporado no cotidiano, sem grandes alardes.

Já em relação àquela comemoração que normalmente é feita com comilança, que tal começar a festejar de outra maneira e trocar os banquetes por caminhadas, por passeios a pé, por saídas de bicicleta e assim por diante? Ao se decidir incorporar exercícios físicos na vida cotidiana, é preciso mudar toda uma filosofia de vida. Caso contrário, essa prática pode durar apenas algumas semanas.

É claro que tudo o que implica recomeço é difícil. Já falamos aqui como é sacrificado mudar hábitos e estilos de vida de longa data. Quem antes da menopausa já praticava exercícios, cuidava da alimentação e tinha uma vida saudável com certeza sentirá menos os impactos dessa nova fase. Mas quem vai se iniciar nesse estilo de vida só agora, já que na menopausa essa é a recomendação mais viável e barata, com certeza terá de romper com algumas resistências. E aqui vale a observação de que antes de procurar por tratamentos que envolvem muitos medicamentos, os quais se fazem acompanhar de efeitos colaterais desagradáveis, sempre é melhor aderir aos exercícios, que podem ser feitos sem gastos, com caminhadas e até em programas sociais.

Passada a barreira inicial dessa resistência até esperada, quando os benefícios das atividades físicas se fizerem sentir em poucas semanas, com certeza mudam os ânimos. Só é preciso ter paciência e perseverança. Até porque essas vantagens serão gradativas. A seguir vamos falar um pouco mais das vantagens que os exercícios trazem para a saúde.

## Benefícios das atividades físicas

### Aumento da capacidade respiratória

Ajuda a pessoa a respirar melhor, porque gradativamente aumenta a oxigenação do sangue. Respirar fundo fica cada vez mais fácil.

### Aumento da capacidade cardiovascular

Favorece os batimentos do coração, o que aumenta a circulação do sangue pelo organismo – com isso, eliminam-se resíduos que o fígado e os rins ainda não tinham limpado do sangue, diminuindo também os riscos de entupimento de veias e artérias. Afasta-se ainda o risco de se ter embolia e trombose. A pessoa fica mais resistente a esforços.

### Benefícios para o sistema nervoso

Com o tempo, os exercícios acabam atuando sobre o sistema nervoso, melhorando a capacidade motora, o equilíbrio e os reflexos em geral. Melhoram sensivelmente, com isso, a atenção, a concentração, o aprendizado e a memória.

### Benefícios para a mobilidade

Com os músculos e as articulações ganhando mais força e flexibilidade, os ossos ficam automaticamente mais protegidos. Ganha-se também mais autonomia, disposição e resistência em geral, para desenvolver mais atividades cotidianas.

### Benefícios para a digestão e evacuação

O sistema digestivo é um dos grandes beneficiários da prática de exercícios. Primeiro, porque a movimentação regular ativa os hormônios que provocam saciedade e satisfação, evitando-se a fome compulsiva. Segundo, porque ao se reforçar a musculatura, sobretudo do abdômen, fica mais fácil o trânsito de alimentos pelo intestino, diminuindo uma eventual prisão de ventre. Com as evacuações em dia, o organismo fica mais livre de impurezas.

### Benefícios para a autoestima e para a integração social

A autoestima melhora sensivelmente com a prática de exercícios, em parte pela liberação de hormônios, em parte porque a pessoa passa a conhecer melhor seu corpo e se aceitar. Quando os exercícios são realizados em grupo, favorecem também a sociabilidade.

## Modalidades e impacto

A cada dia surgem novas modalidades esportivas e de exercícios, que vêm completar aquelas já tradicionais, expandindo, com isso, o quadro de opções para quem quer e precisa se movimentar. As escolhas vão das atividades de maior às de menor impacto, as quais devem ser adaptadas às condições físicas da praticante e ao seu estilo de vida.

Ex-esportistas, mulheres que já têm um histórico de práticas esportistas regulares, geralmente continuam – e até podem – escolher atividades mais impactantes. Mesmo assim, se forem mulheres na melhor idade, elas também vão precisar respeitar o próprio físico e seus limites nesse novo momento. Portanto, se antes estavam acostumadas a esportes de alto impacto, agora é hora de diminuir esse ritmo, ainda que ele se reduza para atividades de médio impacto.

Quem vai começar a se exercitar agora, no entanto, não tem escolha: vai precisar começar devagar, por atividades que não causem nenhum impacto, para então aumentar gradativamente a prática, de acordo com as avaliações que forem sendo feitas por médicos e educadores físicos. Nesses casos, pode-se começar por caminhadas suaves, hidroginástica e práticas de relaxamento e de ginástica que exigem movimentos leves.

Entre as atividades consideradas de baixo impacto estão a bicicleta e a bicicleta ergométrica, a caminhada em esteira, a prática de ioga e de tai-chi, a dança de salão. A jardinagem pode tanto ser um *hobby* quanto um exercício, desde que praticada com regularidade e movimentos que exijam pequeno esforço, além de se usar protetor solar e chapéu contra os efeitos dos raios solares, e luvas especiais, contra eventuais cortes nas mãos.

Já quem tem mais resistência física e aprovação dos médicos pode escolher entre as atividades de médio impacto: recomendam-se aí a ginástica aeróbica, a dança, a marcha e a musculação. Entre os exercícios de alto impacto estão as corridas longas, o ciclismo de longas distâncias e a maioria dos esportes que envolvem competição, como tênis, basquete e futebol. Mas estes em raríssimos casos são indicados para mulheres na melhor idade.

### Benefícios de algumas modalidades

**Caminhada:** é uma das atividades mais indicadas para início da movimentação física. Se for feita em locais relativamente planos, não requer muitos esforços nem grandes programações. Além disso, seu custo é zero, se for feita em parques, pistas e trilhas urbanas. Pessoas obesas devem proteger as articulações dos joelhos e dos pés. Se o trajeto for ao ar livre, é importante usar protetor solar e boné, e também levar água para hidratação.

**Relaxamento:** por incrível que pareça, encontrar tempo para relaxar, assim como aprender a relaxar, são atividades que exigem empenho e dedicação. Isso porque não é tão fácil assim conseguir se desligar de tudo, concentrar-se na própria respiração e nos movimentos lentos e leves. Isso exige treino também. E persistência, para não desistir.

O ideal é participar de um grupo e ter um professor-orientador, que vá direcionando os movimentos e, aos poucos, introduza movimentos que exijam um pouco mais. Com o tempo, porém, pode-se a partir daí aprender as diferentes técnicas que existem para conseguir relaxar por conta própria, escolhendo um local silencioso, vestindo roupas confortáveis e se concentrando no mínimo por 15 minutos.

**Dança de salão:** o bom da dança de salão é que, além de promover exercícios, também é uma atividade lúdica. Ela exige agilidade, coordenação motora, flexibilidade, ritmo e capacidade de memorização dos passos e outros movimentos. Além disso, facilita o entrosamento entre os participantes, melhora a autoestima e a sociabilidade. É também uma atividade cultural, quando se estuda e pratica vários estilos de danças, de vários países.

**Hidroginástica:** uma das grandes vantagens da hidroginástica é o seu baixo impacto. Uma vez que os movimentos são realizados dentro d'água, eles são amenizados, por isso é ideal para quem está saindo do sedentarismo e apresenta sobrepeso e obesidade. Gealmente praticada em grupo, em aulas em que os movimentos são feitos ao ritmo de músicas, a hidroginástica passa a ser uma opção interessante para quem tem preguiça e resistência a se deslocar até uma academia. Nesse caso, o grupo passa a se automotivar. Quanto aos benefícios que oferece, a modalidade melhora a capacidade aeróbica e cardiorrespiratória, desenvolve os músculos (braços, pernas, glúteos, costas e abdômen), dá resistência e mais flexibilidade. É comum no final de cada aula os professores promoverem relaxamentos, duplicando o relaxamento natural que a água já proporciona.

**Natação:** trata-se de uma atividade sobretudo individual, por mais que outras pessoas estejam compartilhando a mesma piscina. Por isso, talvez não seja ideal para quem tem muita resistência a dar continuidade a exercícios regulares, já que não haverá aquela automotivação de outros esportes coletivos. Por outro lado, os benefícios da natação são indiscutíveis: ela melhora o tônus muscular, a capacidade respiratória e cardiovascular, a digestão, a circulação sanguínea, dá mais flexibilidade e resistência. Tudo isso, sem impacto, já que na água tudo fica mais leve. A natação é uma atividade recomendada também para quem tem restrições de mobilidade. Os únicos cuidados que as mulheres em menopausa precisam ter é com a pele e os cabelos, já que o cloro da piscina pode acentuar o ressecamento de ambos.

**Ginástica leve:** ginásticas trabalham o alongamento, a resistência e a flexibilidade. Também atuam sobre a coordenação motora e acabam melhorando o tônus muscular. Geralmente suas aulas são realizadas em grupo, promovendo a integração e a convivência, o que gera consequências positivas para a autoestima e a sociabilidade. Atenção deve ser dada à eventual sobrecarga sobre os joelhos e as articulações, porque alguns movimentos vão exigir que o corpo sustente não o seu peso todo, mas parte dele. Essa é a razão por que deve ser uma atividade supervisionada por educadores físicos ou bailarinos profissionais.

**Tai-chi:** nos países orientais, essa prática milenar leva várias pessoas às praças públicas, geralmente na primeira hora da manhã ou no entardecer. Considerada uma prática marcial, sua origem é chinesa e ela se inspira nos movimentos dos animais. Procura-se coordenar a respiração com a concentração, com gestos leves, equilibrados, elegantes. A sabedoria dessa prática está justamente em quebrar a rotina de vidas agitadas e movimentadas. Ela assim introduz o diferente e obriga seus praticantes a desacelerar. Com isso, traz benefícios para o coração, a mente, a sensibilidade, a autoestima e o respeito pelo outro. Também são trabalhados os músculos e o ritmo cardíaco e respiratório, com reflexos positivos em todo o organismo. Existem muitos programas sociais que oferecem tai-chi gratuitamente.

**Ioga:** outra prática milenar, desta vez de origem indiana, que também trabalha a relação entre respiração e movimentos, mas com um pouco mais de introspecção, já que favorece a meditação. É uma prática sensível, que desenvolve a capacidade de concentração, mas não sem exigir equilíbrio e movimentos com o corpo. Seus benefícios são inúmeros, desde estímulos à circulação e à oxigenação do sangue até a ativação cerebral. Existem várias modalidades de ioga, é preciso se informar para descobrir com qual a pessoa se identifica mais. O lado bom da ioga é que ela acaba se tornando uma filosofia de vida.

**Musculação:** o objetivo dessa prática, como o nome sugere, é dar aos músculos mais força, aumentando sua massa. São exercícios realizados com a ajuda de aparelhos, que necessariamente exigem a supervisão de um educador físico. Com o tempo, ela aumenta a agilidade, define o corpo e acaba protegendo articulações e ossos, já que os músculos que os envolvem estão mais fortes. Também é uma atividade que melhora a autoestima, já que o corpo tende a ficar mais bonito. Por outro lado, sua indicação deve ser muito bem avaliada pelo médico, já que esforços repetitivos nas máquinas podem causar lesões.

## Exercícios para a mente

O cérebro humano dispõe de cerca de 86 bilhões de neurônios. São essas células do sistema nervoso que passam o tempo todo a se conectar e reconectar, às vezes crescendo e outras vezes encolhendo, para assim transmitir impulsos nervosos e, com eles, as informações.

Quanto mais o cérebro humano é estimulado, mais conexões entre os neurônios são estabelecidas, o que lhe garante mais vitalidade e certa resistência às ameaças que naturalmente chegam com o avanço da idade e o envelhecimento. Essa é a razão por que devemos o tempo todo, e principalmente quando mais velhos, procurar mudar nossa rotina e fazer coisas novas, justamente para provocar novas conexões cerebrais.

Durante a menopausa, como já vimos anteriormente, existem algumas ameaças que rondam a saúde mental das mulheres, como decorrência da redução do hormônio estrogênio, que começa a deixar de ser produzido por seus ovários. Esquecimentos, distrações e até perda de memória são queixas que ocorrem com frequência nessa fase, por conta do desequilíbrio hormonal que se registra no organismo feminino como um todo. Sabe-se também que distúrbios de memorização decorrem da falta de vitamina B1 (tiamina) e do hipotireoidismo, que é a baixa atividade da glândula tireoide, dois fatores que podem ocorrer no climatério.

Além disso, a esse quadro podem se somar eventos de hipoglicemia, que é a baixa taxa de açúcar no sangue, assim como obstruções da circulação sanguínea, por causa de placas de gordura depositadas nas artérias. Uma vez que, para o cérebro, o açúcar é a energia necessária à realização de suas funções, assim como faz a oxigenação proporcionada pelo sangue, as duas situações acabam contribuindo para intensificar a deterioração mental da mulher nessa fase.

A melhor maneira de evitar situações como essas é estar em dia com as consultas médicas e os exames, para tomar providências a qualquer sinal de alarme. Alimentar-se bem, garantindo ao corpo as substâncias de que ele precisa para suas funções, praticar exercícios regularmente e ainda evitar o fumo e os excessos alcoólicos são outras medidas necessárias para garantir a saúde mental. Outra iniciativa preventiva, esta já mais focada no problema, é continuamente estimular os neurônios a captar, transmitir, armazenar, registrar e resgatar informações, por meio de exercícios específicos, uma espécie de ginástica cerebral.

Diferentemente da ginástica corporal, a mental é feita por meio de jogos, passatempos, palavras cruzadas, associações inusitadas, novas leituras, exercícios imaginativos, acréscimo de tarefas ao dia a dia, alteração de rotinas e desafios que estimulem o cérebro a raciocinar. É preciso aprender a sair do lugar-comum e a deixar as chamadas zonas de conforto mental, nem que seja participando de discussões, ouvindo opiniões diversas e se expressando, inclusive buscando autoquestionar-se. Nada mais estacionário do que se manter convicta sobre as próprias opiniões em relação a tudo. Nesse sentido, uma postura que ajuda muito é a mulher que atravessa essa fase de riscos à sua saúde mental se manter aberta tanto a aprender coisas novas como a conhecer gente nova, já que a renovação das capacidades cognitivas é um forte antídoto contra a retração dos neurônios.

Por outro lado, por mais que o cérebro precise de estímulos, é certo que a vida cotidiana pode ser um empecilho a essa dinâmica. Rotinas desgastantes, movimentos repetitivos, cansaço e estresse contribuem significativamente para que muita gente se acomode, não procure nada de novo e só queira descansar. O cansaço, aliás, é um grande inimigo da concentração.

Isso explica por que as noites de insônia que atingem a mulher no climatério, quando os fogachos não a deixam dormir direito, agravam ainda mais a sua desatenção, desconcentração e falta de memória. O antídoto para essas perdas são as boas noites de sono, as quais, antes de serem buscadas por via medicamentosa, com remédios para dormir, por exemplo, devem ser alcançadas antes por meio dos benefícios do relaxamento e da prática de exercícios.

Dormir bem é fundamental para a memória e as demais atividades cerebrais, já que é durante o sono que a memória e a aprendizagem se consolidam. Mais especificamente isso acontece na fase chamada de REM, da sigla em inglês Rapid Eye Movement, ou movimento rápido dos olhos, quando o cérebro reúne as informações e lembranças adquiridas ao longo do dia e as repete para si mesmo.

Depois disso, essas informações se instalam na chamada memória de longo prazo. Os episódios REM, em adultos, ocorrem de três a quatro vezes durante o período de sono, com uma duração total de até 120 minutos. Quanto mais avançada a idade, menos episódios são registrados e também é menor a duração desse tipo de sono.

Em certo sentido, o encurtamento do sono REM é uma prova da própria redução da capacidade cognitiva e da retenção de novos conhecimentos, já que as vivências recentes do dia já não são mais fixadas com a mesma frequência, realidade essa que chega junto com o envelhecimento. Isso explica por que, entre as pessoas de mais idade, os esquecimentos de curto prazo são mais presentes e elas se lembram mais do passado longínquo.

Para não antecipar esse quadro e para a mulher poder desfrutar, para além da menopausa, de muitos mais anos saudáveis e conscientes em sua vida, é preciso se cuidar também nessa área. Depois de conhecer as dicas para preservar a saúde física, é hora de listar as orientações para a boa saúde mental.

## Como prolongar a saúde mental

Não há garantia de saúde física se não forem adotados hábitos saudáveis e se as consultas e os exames não estiverem em dia, como já vimos anteriormente. Para a boa saúde mental, a verdade é que as recomendações não são muito diferentes e toda pessoa deve:

- Procurar dormir bem
- Combater o estresse
- Não fumar
- Controlar a hipertensão
- Controlar o colesterol, especialmente o LDL, o mau colesterol
- Monitorar as doenças cardíacas
- Não exagerar no café e outras bebidas ricas em cafeína
- Praticar atividades físicas
- Controlar o diabetes
- Ter uma dieta saudável
- Beber álcool moderadamente ou simplesmente não beber
- Exercitar a memória com jogos e mudança de rotinas

> **Você sabia que...**
>
> ... promover associações inusitadas é um jeito de estimular o cérebro a sair da rotina? Por exemplo: canhotos devem tentar fazer as atividades rotineiras com a mão direita e vice-versa. Objetos devem ser mudados de lugar. Outro exercício é escrever o nome das cores com tinta diferente e em seguida ler em voz alta, obrigando o cérebro a pronunciar, por exemplo, azul, onde ele está vendo vermelho – e assim por diante. O estranhamento obriga os neurônios a estabelecer novas conexões.

## Opções de recreação e relaxamento

Quando se chega à melhor idade, o tempo é um dos mais importantes aliados que a mulher pode ter.

Nessa fase da vida, ela procura se dar um tempo para fazer o que mais gosta, muitas vezes encontrando exatamente aquele tempo que não teve antes, porque havia os filhos e o marido para dar atenção, a casa para administrar e a profissão para seguir.

Sem tantas amarras e responsabilidades, é a hora de ela desfrutar desse tempo novo da melhor maneira possível. É claro que cada uma tem sua preferência, mas a dica é procurar colocar em prática sonhos antigos ou sonhos adiados, mas desde que atendidas as condições físicas e psicológicas da melhor idade. Nada, portanto, de acelerações, de muitas responsabilidades e muito trabalho. E os sonhos precisam ser dela, não dos outros.

Entre as dicas para aproveitar esse tempo livre estão atividades de lazer, exercícios de baixo impacto, massagens e programas de relaxamento e meditação, o convívio com amigos e familiares (ah, os netos!), as caminhadas junto à natureza, o hábito de frequentar cinemas, teatros e shows, ler bons livros, navegar na internet, viajar e praticar *hobbies*, como jardinagem, artesanato e culinária, entre outros. Tornar-se voluntária é uma opção gratificante e cidadã, aliás, cada vez mais em alta entre as mais recentes gerações de mulheres que passam a viver sua melhor idade.

Capítulo 6

# A terapia de reposição hormonal

Entrar na melhor idade não é nunca uma experiência comum na vida das mulheres. Na verdade, é quase impossível passar por esse momento sem sentir seus impactos.

Durante o climatério, que é o período que ocupa parte significativa da melhor idade feminina, vimos aqui como o corpo e a mente da mulher se alteram, gerando incômodos significativos. São sintomas diferentes de tudo o que ela já tinha sentido antes, com os quais ela precisa aprender a lidar.

Entender e aceitar que o próprio organismo muda porque essa é uma lei da natureza é sempre a melhor maneira de atravessar bem essa fase. Essa é uma afirmação que repito sempre porque ela traz uma grande verdade. Se a mulher tiver essa consciência bem antes de enfrentar a nova fase de sua vida, os resultados serão melhores ainda, porque ela pode se preparar com bastante antecedência, cuidando da sua alimentação e praticando exercícios físicos e mentais.

Os conhecimentos da medicina hoje estão disponíveis para que a própria mulher tome as atitudes preventivas mais corretas em relação à própria saúde. Além disso, há serviços gratuitos de saúde que também dão toda orientação baseados em informações atuais e precisas.

Felizmente, dentro dos avanços de que a mulher dispõe hoje está um tratamento que a medicina desenvolveu já há algum tempo, mas que está sendo continuamente aperfeiçoado para melhorar os sintomas da fase do climatério. Trata-se da terapia de reposição hormonal (TRH), o tratamento que justamente procura repor no organismo feminino os hormônios que ela deixa de produzir com a menopausa.

## Um pouco da história da TRH

Comparados com outras especialidades, os serviços médicos voltados exclusivamente para a mulher em fase de climatério ainda hoje podem ser considerados recentes, o que nos leva a imaginar como esse atendimento foi difícil no passado.

A verdade é que o funcionamento do organismo feminino, com seus ciclos naturais e suas transformações, embora sempre tenha intrigado os médicos, ao mesmo tempo representou um grande mistério difícil de conhecer a fundo. Qual seria, afinal, o fator desencadeador de tantas alterações?

O desconhecimento sobre essas mudanças cíclicas naturais é tão significativo que, por um longo período da história da humanidade, a menopausa não era sequer conhecida. O motivo estava na baixa expectativa de vida da população, que não passava dos trinta anos. Foi preciso que uma rainha chegasse à maturidade para incentivar essas pesquisas. Como nobre, a rainha Elizabeth I, da Inglaterra, que viveu no século XVI, conseguiu essa façanha porque vivera sempre em condições de saúde, higiene, moradia e alimentação bem melhores do que as da maioria da população, inclusive sem a necessidade de trabalhar pesado. E assim ela chegou aos 70 anos de idade, para o desespero dos médicos da corte, que pouco sabiam sobre seus sintomas pós-menopausa.

No entanto, para que a medicina conhecesse mais o funcionamento do corpo feminino ainda levaria muito tempo. Os primeiros estudos relacionando os ovários ao ciclo de fertilidade da mulher são do século XIX, quando enfim se descobriram os hormônios secretados pelo órgão. É fato, porém, que as primeiras experiências implicaram a extração dos ovários de algumas mulheres, para então se concluir que, sem eles, as mulheres deixavam de menstruar.

Os maiores avanços sobre o conhecimento do corpo feminino só foram realizados no começo do século XX, entre os anos 1920 e 1930, quando os estudos sobre os hormônios comprovaram sua ação. As primeiras atenções recaíram sobre o estrogênio, que teve sua composição química identificada, permitindo aos farmacêuticos da época desenvolver medicamentos similares a partir da urina de equinos. Eram os primórdios da futura TRH.

O grande salto na história inicial dessa terapia aconteceria em 1942, quando o Food and Drug Administration (FDA), que é a agência governamental que regula a produção e a circulação de alimentos e medicamentos nos Estados Unidos, aprovou a comercialização do estrogênio de origem equina para tratamento principalmente dos fogachos das mulheres em menopausa. Sabia-se então que a causa dos sintomas desagradáveis da menopausa era associada ao fim da produção desse hormônio, daí o motivo de a solução da reposição parecer a mais lógica.

Não se passaram muitos anos até que terapia com hormônios virasse uma febre, estimulada pelas ações da indústria farmacêutica e pelo lançamento, nos Estados Unidos, do livro *Femine Force*, de Robert Wilson, que defendia a TRH como uma espécie de "fórmula da juventude" para as mulheres. O livro bateu recordes de vendas e foi aplaudido pela mídia, o que só fez aumentar a procura feminina pelo uso do estrogênio. Naquele momento, ele era utilizado sozinho, sem combinação com outro hormônio.

Se de um lado a nova terapia hormonal era então festejada, por outro, logo surgiram críticas acirradas ao tratamento e ao livro, uma vez que, na visão do autor e do enfoque dado ao assunto, a menopausa decididamente virou uma espécie de "doença a ser evitada". Mas o maior problema estava mesmo no desconhecimento que havia na época em relação aos efeitos colaterais e aos efeitos de longo prazo da terapia.

O primeiro golpe veio em 1975, quando um jornal científico, o *New England Journal of Medicine*, ao realizar uma pesquisa com várias mulheres, observou um aumento significativo do câncer de endométrio entre as usuárias do estrogênio. A causa dessa incidência hoje é mais fácil de entender.

Como vimos no início do livro, ao falarmos sobre a vida fértil da mulher, sabemos que o estrogênio e a progesterona atuam em conjunto para estimular a liberação do óvulo e o espessamento das paredes do endométrio, que é a mucosa que reveste internamente o útero e cuja função é segurar e ajudar a nutrir o embrião em seu interior se tiver ocorrido a fecundação. Quando não há fecundação os dois hormônios diminuem sua presença no sangue e outros hormônios entram em ação para ajudar a expulsar os tecidos da parede do útero na forma de menstruação.

O que caracteriza a menopausa é a ausência de menstruação. A mulher não menstrua mais porque não ovula mais, ainda que tenham sobrado alguns óvulos em seu ovário. E isso acontece exatamente porque a produção e a circulação dos hormônios femininos vão diminuindo até se extinguirem. Com a TRH, principalmente com as fórmulas mais modernas, que combinam estrogênio com progesterona, a mulher volta a ter esses hormônios circulando em seu organismo, mas ela não ovula e, na maioria das vezes, não menstrua mais. Daí a série de problemas e efeitos colaterais que surgiram com tanto desequilíbrio hormonal

A terapia de reposição hormonal

provocado pela TRH até sua evolução para as dosagens que são administradas hoje. Erros e acertos, portanto, abundaram na evolução da TRH.

No entanto, foi a partir desses problemas de saúde verificados que os estudos sobre os efeitos da terapia hormonal no organismo da mulher em fase de climatério se aprofundaram, com o objetivo de desenvolver hormônios farmacêuticos com a composição química mais próxima possível dos hormônios naturais.

> **Você sabia que...**
>
> ... são três os tipos de hormônios usados na TRH: natural (de origem animal ou vegetal), sintético (que passa por transformação) e bioidêntico (que pode ser natural ou sintético, mas suas moléculas são exatamente iguais às de seus equivalentes do corpo humano)? As que usam os hormônios bioidênticos são mais recentes e trazem mais benefícios para a mulher, já que diminuem os riscos inerentes à terapia.

Não se pode negar que muito cedo vários estudos confirmaram a diminuição dos fogachos, dos riscos da osteoporose, da função cognitiva e dos problemas cardiovasculares das mulheres em tratamento. Isso explica por que, por cerca de vinte anos, a TRH foi muito procurada e amplamente defendida, principalmente porque novos estudos acertaram as doses recomendadas e desenvolveram novas fórmulas e modos de se utilizar os hormônios.

No entanto, em 1997 outra má notícia minou o uso da TRH: um estudo relacionou a terapia com a incidência do câncer de mama, associação que acabou sendo confirmada em 2002 por uma nova pesquisa.

De lá para cá, os cuidados e as restrições na prescrição da TRH vêm aumentando sensivelmente, principalmente depois que novos estudos identificaram riscos de trombose e de embolia em mulheres que a utilizam. As varizes também tendem a aumentar com ela.

O consenso hoje é de que, ainda que existam muitos benefícios para quem recorre a essa terapia, que melhora sensivelmente os inconvenientes do climatério, não se pode mais ignorar os riscos que ela também proporciona para determinadas mulheres por causa de históricos familiares e pelo seu próprio estado de saúde. A lista de contraindicações hoje é maior e deve ser levada a sério. Nenhuma mulher pode ignorar o fato de que toda prescrição é sempre uma determinação médica, pois a TRH pode aumentar a chance de ela desenvolver câncer de mama e de útero, entre outros problemas.

Quando começar, qual tipo de reposição usar e por quanto tempo usar a terapia são decisões que cabem ao médico e cada um a toma considerando o histórico de saúde individual de sua paciente. Não existem, portanto, em se tratando de TRH, recomendações e fórmulas prontas: cada caso é sempre um caso único.

A mulher que fizer uso da TRH precisa ser acompanhada periodicamente pelo seu ginecologista e também pelo mastologista, que é o especialista em mamas. A periodicidade desses exames vai depender sempre da existência de doenças prévias da paciente, de seu histórico familiar e estado de saúde ao longo do tratamento.

O que ocorre é que, por muito tempo, se acreditou que a menopausa era causada exclusivamente pela ação dos ovários, o que explica a ênfase inicial da terapia hormonal apenas na reposição, primeiro do estrogênio e depois dele combinado com a progesterona.

Com o tempo, descobriu-se, porém, que a menopausa é um processo muito mais complexo, comandado, na verdade, pelo cérebro da mulher. Além disso, estudos sobre endocrinologia descobriram que diferentes glândulas e suas secreções hormonais estabelecem uma rede de comunicação entre eles, agindo por movimentos contrários, em doses contínuas e difíceis de se definir.

Daí vem a dificuldade para se acertar o melhor uso da TRH, considerando sempre o tipo de administração dos hormônios, as quantidades e o histórico de saúde da paciente, ainda mais porque outras glândulas e partes do corpo são capazes de produzir hormônios, o que pode gerar desequilíbrios e predispor a mulher a riscos de saúde.

## Como funciona a TRH atualmente

Hoje, os chamados hormônios femininos estrogênio e progesterona são administrados juntos na TRH. Suas doses são ajustadas de acordo com as necessidades e as reações de cada mulher. O estrogênio, por exemplo, pode ser usado na pele, na forma de gel ou de um adesivo; também por via oral e por pulverizações nasais. Cada meio apresenta concentrações diferentes.

A ação do estrogênio no útero vai fazer com que ele aumente sua espessura, como acontecia antes quando o óvulo ali chegava vindo da trompa de Falópio. A diferença agora é que não há mais ovulação, porque os ovários encerraram suas funções. O espessamento do útero se dá pela ação exclusiva do hormônio. E para que esse crescimento das paredes do útero não seja muito intenso, o que poderia causar sangramento exagerado, formar pólipos e até gerar um câncer, é preciso que a mulher tome então a progesterona. Ela pode ser tomada via oral, ou introduzida na vagina.

Em geral, a administração da terapia ocorre em duas fases. Na primeira, a mulher recebe apenas o estrogênio, que usa por dez dias. Na segunda, o estrogênio é associado à progesterona e então o processo dura de 12 a 15 dias. Em seguida, o tratamento é suspenso por alguns dias. Pode ocorrer de a mulher menstruar, mas atualmente as doses são calculadas para que isso não ocorra.

Algumas medicações não preveem o uso separado dos dois hormônios, o que permite que sejam usados juntos, mas aí há o inconveniente de a progesterona ter uma fórmula química artificial. O ideal hoje é usar hormônios bioidênticos, para minimizar os riscos. As doses serão sempre acertadas de acordo com a evolução da paciente. O médico deve sempre observar o volume da menstruação e os sintomas que podem acompanhá-la, como inchaço e dor nas mamas, cólicas, dor de cabeça, entre outros.

> **Você sabia que...**
> ... embora a TRH possa produzir menstruações, não há risco de a mulher engravidar? Isso não acontece justamente porque se trata de uma menstruação induzida pelo hormônio, e não decorrente da liberação de um óvulo. Os ovários, depois da menopausa, ficam inativos, já não há mais óvulos a serem liberados, portanto, não há risco de fecundação e gravidez.

Assim que a mulher dá início ao tratamento, os primeiros sintomas do climatério a desaparecer são os fogachos, as ondas de calor que costumam tirar o seu sono e causar muitos incômodos. Consequentemente, ela começa a dormir bem e com isso melhoram seu humor, disposição, concentração e memória. Em seguida, serão notadas mudanças na mucosa da vagina, que deixa de ficar tão seca e volta a ser mais espessa. Naturalmente, ela também recupera a sua acidez, o que a torna mais resistente às infecções. Só a vulva pode não ficar tão espessa quanto antes da menopausa, ainda causando dores nas relações sexuais, logo, pode ser recomendada a continuação do uso de lubrificantes para as mulheres que mantiverem sua vida sexual ativa.

Outros sintomas que surgem com a menopausa, como as incontinências e infecções urinárias, também passam por melhorias significativas, embora os exercícios para fortalecer os músculos do períneo e abdômen sejam sempre necessários. O estrogênio atua positivamente também sobre as artérias, permitindo que se regenerem rapidamente e de certa maneira minimizem a instalação das placas de gordura em seu interior. O resultado disso é a diminuição dos riscos de doenças cardiovasculares, embora as mulheres que já as tiverem instaladas, e em estágio avançado, não possam fazer a TRH.

Em relação à pele e ao cabelo, também afetados pela falta de estrogênio, eles se tornam menos ressecados e mais vivos, embora o estado de ambos não dependa só disso. O sol costuma ser um dos grandes vilões da pele e dos cabelos, assim como o fumo, a bebida, a dieta desequilibrada, o estresse e os excessos em geral. Em outras palavras, ainda que a TRH traga benefícios nessa área, é preciso manter os cuidados que valem para a saúde geral.

Geralmente, a TRH se estende pelo prazo de dez anos, antes e depois da menopausa, o que permite identificar as melhorias apontadas acima, mas principalmente no estado dos ossos.

Uma das maiores vantagens da TRH é a ação sobre a osteoporose, principalmente se o tratamento é iniciado antes da confirmação da menopausa. Esse resultado vem da comprovada atuação do estrogênio sobre o tecido ósseo.

Ainda assim é recomendável que a alimentação seja monitorada, para que as vitaminas e os sais minerais essenciais à manutenção dos ossos estejam sendo consumidos nas doses certas. Mulheres com osteoporose precisam ser acompanhadas de perto pelo médico, que ocasionalmente irá pedir exames para verificar o nível de vitamina D no organismo e também para verificar o estado dos ossos. Esse último exame é chamado de densitometria óssea.

> **Você sabia que...**
> ... o uso da TRH faz as mulheres terem menos chance de perder os dentes, porque elas acabam desenvolvendo uma maior densidade óssea na região que sustenta os molares?

Em geral, podemos dizer que a TRH tem efeitos positivos comprovados sobre:

- Fogachos e suores
- Secura vaginal
- Osteoporose
- Ansiedade e depressão

## Contraindicações da TRH

Mulheres que apresentam problemas de coagulação do sangue não podem recorrer à TRH, pois os hormônios administrados aumentam o risco de elas desenvolverem embolias e tromboses.

A terapia também está contraindicada para quem já apresentou tumores nas mamas ou tem predisposição familiar, com históricos de câncer na família. O que se acredita é que o estrogênio administrado após a menopausa acelera o surgimento de um câncer já programado geneticamente e não que ele venha a causar o desenvolvimento da doença.

A predisposição ao câncer de útero é outra barreira para o uso da TRH, embora estudos tenham demonstrado que a probabilidade de desenvolvê-lo é maior quando o estrogênio é tomado por muito tempo sozinho antes da administração da progesterona. Como vimos, o endométrio, que é o tecido que reveste internamente a parede do útero, pode ficar muito espesso sem a administração do segundo hormônio, daí a propensão ao desenvolvimento de tumores cancerígenos. De qualquer maneira, os médicos não recomendam a THR para mulheres com esse histórico familiar.

Outras contraindicações ao tratamento com administração de hormônios femininos incluem mulheres com doenças hepáticas, com doenças cardiovasculares em estado avançado, com obesidade severa e mórbida, além das portadoras de outros tipos de câncer.

Em suma, a TRH é contraindicada para mulheres com incidência de:

- Câncer de mama e outros cânceres ou histórico de câncer de mama e útero na família
- Trombose
- Doenças hepáticas
- Epilepsia
- Doenças autoimunes
- Doenças do endométrio
- Doenças cardíacas
- Hipotireoidismo

# Últimas palavras

Contribuir para que a mulher madura se sinta bem consigo mesma, tanto nos aspectos físicos como nos psicológicos, é uma dívida que a sociedade ainda tem para com ela, por mais que nas últimas décadas significativos esforços venham sendo feitos nesse sentido. Meu objetivo com essa afirmação é ressaltar o fato de a melhor idade feminina ter sido preterida durante muito tempo em várias iniciativas, começando pelas políticas públicas de saúde, passando pelas escolhas dos médicos na hora de se especializar profissionalmente, até chegar ao comportamento da imprensa e da mídia em geral. A verdade é que as atenções sempre recaíram em outras fases da vida das mulheres que não a sua maturidade, promovendo muita desinformação e preconceitos.

Felizmente estamos conseguindo corrigir essa falta e oferecer à mulher toda a informação de que ela precisa para viver bem essa que pode ser considerada a segunda metade de sua vida. Afinal, como chamei a atenção no início deste livro, essa etapa que começa com o climatério e se estende depois da menopausa pode durar cerca de quatro décadas. É muito tempo para passar sem saber que as transformações que ela enfrenta são naturais e que não há nada de ruim ou de depreciativo em ser uma mulher que encerrou seu ciclo reprodutivo.

Como procurei demonstrar neste livro, o importante é a mulher saber quais serão as transformações pelas quais seu corpo vai passar do climatério em diante e ter consciência da importância de se cuidar. O ideal, como observei, é adotar hábitos saudáveis muito antes desse período.

Na maturidade, assim como em todas as outras fases da vida, serão sempre fundamentais as seguintes decisões: procurar se alimentar bem, de forma equilibrada e sem excessos; praticar exercícios; consultar-se com frequência, mantendo os exames em dia; relaxar regularmente; prevenir-se contra as DSTs; e, sobretudo, procurar sempre gostar de si mesma.

Minha dica a todas as mulheres que chegam a essa nova fase da vida é: olhem-se no espelho e sintam orgulho. Não importam as alterações do corpo. Se os cabelos estão brancos e mais finos, se a pele enrugou, se o peso aumentou. Nada disso merece tanta atenção simplesmente porque os padrões de comparação não devem ser os da juventude.

Na maturidade, a mulher tem experiência, vivência e sabedoria. Tem história de vida. E tem beleza, aliás, interna e externa, uma beleza muito interessante. Basta saber apreciá-la: a sociedade como um todo, que no passado ignorou isso, está descobrindo esse valor.

Nesse tempo de desacelerações e novas descobertas, as mulheres devem procurar sair com as amigas, viajar, frequentar cursos, dançar, passear sozinhas ou com os netos, namorar o parceiro de toda a vida ou encontrar outro pretendente, e até montar um negócio. É claro que cada uma tem sua preferência e pode encontrar outras formas de viver bem sua melhor idade. O importante é ela se descobrir e se sentir feliz com isso. Mas mais importante ainda é ela se cuidar, se amar de verdade e estar sempre bem informada sobre seu estado de saúde. Esse é um ponto indiscutível, porque dele depende toda a qualidade que ela terá em todas as atividades e experiências que decidir vivenciar. Espero que as informações médicas que compartilhei neste livro sejam úteis e possam ajudar muitas mulheres da melhor idade a realizarem também as melhores escolhas.

Compartilhe a sua opinião
sobre este livro usando a hashtag
**#AMelhorIdadeDaMulher**
**#DrJoséBento**
nas nossas redes sociais:

 /EditoraAlaude
 /EditoraAlaude
 /AlaudeEditora